心血管系统动力学原理、建模与仿真应用

肖汉光　徐礼胜　李哲明　著

U0247819

科学出版社

北京

内 容 简 介

本书以心血管系统为研究对象，采用不同的建模方法，建立不同尺度的心血管数值模型，仿真研究心血管系统的血流动力学过程，旨在揭示心血管系统动力学的变化规律，为心血管系统疾病诊断提供参考。本书主要内容包括：心血管系统研究和建模的国内外研究现状、人体心血管系统的解剖结构、血流动力学的基本原理、心血管系统的集总模型的建立与仿真、人体动脉树的分布式参数模型、基于"T-tube"模型的中心动脉脉搏波无创双通道盲辨识方法、利用 MATLAB 软件的 Simulink 仿真系统进行闭环心血管系统的集总参数模型仿真、基于传输线模型的动脉硬化与狭窄的仿真与无创诊断方法、通过传输线模型仿真研究心率对心血管系统的影响规律和内在机制。

本书适合生物医学工程、心血管内科、计算机等相关专业的本科生、研究生以及从事心血管系统研究的科研工作者阅读和参考。

图书在版编目(CIP)数据

心血管系统动力学原理、建模与仿真应用 / 肖汉光, 徐礼胜, 李哲明著. — 北京：科学出版社, 2019.10
　　ISBN 978-7-03-059739-7

Ⅰ. ①心⋯　Ⅱ. ①肖⋯ ②徐⋯ ③李⋯　Ⅲ. ①心血管系统-血液动力学-研究　Ⅳ. ①R322.1

中国版本图书馆 CIP 数据核字 (2018) 第 276026 号

责任编辑：张　展　陈　杰 / 责任校对：彭　映
责任印制：罗　科 / 封面设计：墨创文化

科 学 出 版 社 出版

北京东黄城根北街16号
邮政编码：100717
http://www.sciencep.com

成都锦瑞印刷有限责任公司印刷

科学出版社发行　各地新华书店经销

*

2019 年 10 月第 一 版　　　开本：787×1092　1/16
2019 年 10 月第一次印刷　　印张：11 1/2
字数：272 000

定价：120.00 元
(如有印装质量问题，我社负责调换)

前　言

心血管系统维持着人体器官的正常工作，是人体最复杂和最重要的系统之一。在中国甚至全球，脑卒中、动脉粥样硬化、血栓形成、心肌梗死、高血压、冠心病等心血管系统疾病的患病率、致死率和致残率都明显高于其他疾病，并且患病人数和死亡率仍在逐年上升，心血管疾病及其并发症给社会和家庭带来了巨大的经济负担。所以，对心血管系统的深入研究有助于检测和预防心血管系统相关疾病，具有重要研究意义。

随着计算机计算能力的提高和仿真技术的发展，建模与仿真为心血管系统的研究提供了新方法和新手段，弥补了动物模型和物理模型等传统方法的不足。心血管系统建模与仿真通过数学模型和数值计算方法，可以模拟血液在心血管系统中的循环运动，分析其血流动力学特征，研究心血管疾病成因和发展过程，为心血管疾病的临床诊断提供指导。总之，心血管建模仿真能加深人们对心血管系统生理病理的认识，为早期诊断、早期干预和预后观察提供重要依据和指导。随着现代医学检测设备和诊断技术的不断革新和升级，越来越多的生理病理数据可以便捷地获得，这为精确模型的建立提供了良好支撑；同时，建模仿真反过来能对生理病理数据进行合理的解释，并对检测设备和诊断技术的改进提供指导。所以，建模仿真与医学诊断仪器的研发两者相辅相成、共同发展。

本书共 8 章。第 1 章简要介绍心血管动力学研究的目的和意义，以及心血管系统研究和建模的国内外研究现状。第 2 章主要介绍人体心血管系统的解剖结构，如心脏、血管、血液等，以及血流动力学的基本原理。第 3 章主要介绍心血管系统的集总模型的建立与仿真，主要介绍电网络模型的建立，以上肢动脉为例进行建模和仿真。第 4 章主要介绍人体动脉树的分布式参数模型。第 5 章主要介绍三维动脉模型，即有限元模型的建立与仿真。第 6 章主要介绍利用 MATLAB 软件的 Simulink 仿真系统进行闭环心血管系统的集总参数模型仿真。第 7 章主要介绍基于传输线模型的动脉硬化与狭窄的仿真与无创诊断方法。第 8 章主要通过传输线模型仿真研究心率对心血管系统的影响规律和内在机制。

衷心感谢澳大利亚麦夸里大学 Alberto P. Avolio 教授、Mark Butlin 博士和 Isabella Tan 博士等对本书内容的建议，感谢四川绵阳四〇四医院心血管疾病防治中心李德才主任医师、胡波副主任医师对本书内容上的指导和提出的意见，同时，也衷心感谢重庆理工大学对本书出版的支持。

由于实践经验、理论水平和写作能力有限，本书不足之处，恳请读者批评指正。

肖汉光

2019 年 6 月于重庆

目　　录

第1章 绪 论

1.1 心血管系统动力学研究的目的和意义

心血管系统维持着生命的正常运转,是人体最重要的系统之一,同时也是疾病高发区。例如,脑卒中、动脉粥样硬化、血栓形成、心肌梗死、高血压、冠心病等都是常见的心血管疾病。据世界卫生组织调查,目前心血管疾病已成为威胁人类生命最危险的因素之一,全球约三分之一的人死于心血管疾病,其在低、中等收入国家的比例更高。目前,心血管病的患病人数、死亡人数、患病率和死亡率在中国甚至全球都明显高于其他疾病。根据2019 年发布的《中国心血管病报告 2018》[1],心血管病现患病人数 2.9 亿,其中高血压2.7 亿、脑卒中 1300 万、冠心病 1100 万,且心血管病死亡率(农村 45.01%和城市 42.61%)仍居首位,高于肿瘤和其他疾病,我国每年心血管病死亡 300 万人,占总死亡原因的 41%,居各种死因的首位,每 10 秒就有 1 人死于心血管病,并且患病人数和死亡率仍在逐年上升。我国用于心血管疾病的防治费用也超过 1000 亿元人民币。据美国心脏协会报告[2],2000 年全球用于心血管疾病的治疗费用高达 3266 亿美元。所以,除死亡率高外,心血管疾病及其并发症给社会和家庭带来了巨大的经济负担。

研究表明,一些心血管疾病(如动脉硬化和动脉狭窄)的发展是一个长期的过程[2, 3]。如果能在早期对病变进行及时的干预,则可以有效控制疾病的恶化,甚至使病情得到好转。当有些心血管疾病处于中晚期时,血管重塑能力丧失,可能导致疾病不可逆转。国务院于2017 年 1 月发布的《中国防治慢性病中长期规划(2017—2025 年)》中指出心血管疾病防治应坚持以预防为主[4]。所以,如何在早期阶段检测到心血管疾病的存在变得十分关键。一些研究表明心血管疾病发生前已有血流动力学参数发生改变。所以,研究血流动力学规律,量化血流动力学参数和心血管疾病之间的关系,将对心血管疾病的早期诊断起到重要作用,具有重要的实际应用意义;将有助于我们认识心血管系统生理病理成因,有助于心血管疾病的预防、诊断和治疗的理论和新方法的革新,有助于医疗设备的设计与研发,有助于心血管疾病临床事业的发展。

近年来,计算机软硬件技术飞速发展,提升了心血管系统动力学仿真的精确性和系统性,同时建模与仿真也为心血管系统的研究提供了新方法和新手段。心血管系统的建模与仿真通过各种各样的数学模型和数值计算方法模拟心血管循环系统的动力学过程,分析整个系统的血流动力学特点及规律,揭示心血管疾病成因和发展机制,可以模拟脉搏波在动脉管系中的传播和反射,分析脉搏波受心脏和各级动脉及其分支中各种生理病理因素(如血管阻力、血管壁弹性、血液黏性等)的影响,为脉搏波的临床诊断提供指导。另外,医学检测设备和诊断技术的不断革新和升级，使丰富多样的生理病理数据的获取成为可能，为建立针对病例个体的模型提供支撑，有助于分析疾病的发展和进行预后观察，为及时调整治疗方法提供参考，而且建模仿真反过来能对生理病理数据进行合理的解释。总之，心血管建模仿真能加深对心血管系统生理病理的认识，为早期诊断、早期干预和预后观察提供重要依据和指导。

心血管系统动力学研究的目的是通过血流动力学原理分析和心血管系统的建模与仿真揭示心血管动力学过程和规律，为心血管疾病的诊断和医疗器械的研发提供指导，如动脉硬化和动脉狭窄诊断仪器的研发，通过临床试验验证新指标或新方法的可行性，研发出用于动脉硬化和狭窄检测的无创、简单和便捷的检测仪器。

1.2 国内外研究现状

1.2.1 心血管系统研究简史

心血管系统研究起源于我国动脉脉搏触诊。在传统中医中，桡动脉脉搏触诊作为重要诊断手段已有 3000 多年的历史。《脉经》是分析桡动脉脉搏最早和最著名的书籍之一，该书由王叔和创作于魏晋时期[5]。动脉脉搏也常被印度、希腊和罗马医生用于诊断疾病。留传下来的文字记载了动脉脉搏的详细知识，但是很少解释其力学原理，因为在力学规律揭示之前它们就发展了近千年。

Hankinson 在 *The Cambridge Companion to Galen* 一书中介绍了盖仑(Galen)关于脉搏的 27 种类型及其含义[6]。盖仑从实验中得出了动脉中充满着血液且没有空气存在等正确结论。通过实验他还弄清了心脏的脉动特性从心脏开始沿动脉壁向外延伸，但得出了动脉是主动膨胀使血液排入动脉的，而不是心脏注入血液使动脉被动膨胀的错误结论。

关于心血管系统的现代理解，无疑是以威廉·哈维(William Harvey)的研究为开端的。他通过仔细观察，根据质量守恒原理发现了血液循环[7]。因为这项研究工作早于显微镜的发明，所以可以肯定哈维从来没有看到过毛细血管，但他却推论出一定存在一些小的管道连接动脉和静脉。关于动脉脉搏，哈维似乎赞同前人的看法：脉搏同时出现在所有动脉中。

1661 年，马尔皮基(Marcello Malpighi)在解剖青蛙时，在蛙肺中看到了微循环的存在，证实了哈维的论断。此后相当长的时间内，研究心血管系统大都采用直观分析的方法，只研究系统的单个机制和局部的作用及其因果关系。这些研究成果为后人提供了有关循环系统动力学方面许多很有价值的实验资料和某些规律性的认识。18 世纪，随着流体力学的高速发展，血液流动的定量分析迅速建立起来。1733 年，英国生理学家牧师斯蒂芬·黑尔斯(Stephan Hales)首次测量了马的动脉血压，并研究了血压与失血的关系。他定量测量了心排血量、动脉尺寸和血液流速，第一次引进外周阻力的概念，并弄清了这个阻力主要来自微血管。哈维和黑尔斯的定量工作偏重几何定量和运动学定量方面。

心血管系统的定量力学由莱昂哈德·欧拉(Leonhard Euler)开创。1755 年，为了参加法国第戎科学院举行的比赛，他递交了一篇名为《关于动脉中的血流》的论文[8]。论文中他列出了膨胀型管内的满足一维质量守恒原理的连续性方程和根据动量定理建立起来的运动方程，即弹性管中不可压缩无黏性流体流动的一维方程(即欧拉方程)，为了使方程封闭，他提出了反映血管内任一点的压力与其截面积关系的非线性数学模型。在 19 世纪初期，人们对主要的解剖特征、流动速度、压力、波的传播和黏性损失等现象无论从定性还是定量方面都有了一个大概的了解。英国医生兼哲学家托马斯·杨(Thomas Young)提出了弹性模量的概念[9]，他研究了动脉组织的弹性性质以及压力的传播，首次推导出了血流中脉搏波的传播速度，并应用描述通过弹性固体或可压缩流体声波的传播方法，得到了脉搏波传播的公式，同时他还对黏性损失在各动脉段中所引起的压力作了计算[10]。

傅里叶(Fourier)没有直接进行动脉力学的研究，但是他对动脉血流动力学的研究产生了重大影响。1822 年，在论文《热分析理论》(*Theorie Analytique de la Chaleur*)中，他提出周期函数可以表示成无限多个正弦函数的组合，即傅里叶变换[11]。傅里叶为我们提供了生理信号研究的新方法，开辟了新的研究方向。

19 世纪中后期，对血液循环系统一般知识的了解和定量分析更为详细。让·路易斯·泊肃叶(Jean Louis Poiseuille)对导管内液体流动规律的发展是动脉力学的又一个里程碑。他发现了确定黏滞流体通过圆管的流量的定律。该定律已被许多医学和生理学教科书引为控制整个脉管系统血液流动的规律[12]。在 1846 年发表的论文中，他从实验中得出了计算体积流量(Q)的公式：

$$Q = \frac{KPD^4}{L} \tag{1.1}$$

其中，P 是沿导管的压力降；D 和 L 分别是导管的直径和长度；K 是与温度和流体性质有关的常数。

几乎同时，德国水力工程师哈根(Hagen)开展了相似的水流实验，研究了直径分别为 2.55mm、4.01mm 和 5.91mm 圆柱管的水流特性[13]。他采用最小二乘法确定了直径的阶数，其值为-4.12，但是他认为这是由实验中的误差造成的，并建议其规律满足以下式子：

$$P = \frac{ALQ + BQ^2}{D^4} \tag{1.2}$$

其中，A 和 B 是取决于温度的常数。哈根认为 Q^2 项与流体的动能产生有关。当 Q 足够小时，该关系式就约化为泊肃叶给出的关系式。但是，式(1.2)没有考虑黏性系数。尽管 Navier 在研究管流时用到了牛顿提出的黏性系数，但他未正确推导出泊肃叶定律，因为他的公式中包含了 D^3 的倒数项[14]。考虑黏性系数的泊肃叶定律的第一次推导是由哈根巴赫(Hagenbach)完成的[15]，其推导结果为

$$Q = \frac{\pi PD^4}{128\mu L} \tag{1.3}$$

其中，μ 为黏性系数。

著名的物理学家威廉·爱德华·韦伯(Wilhelm Eduard Weber)在理论上研究了波在弹性管中的传播速度问题，并和他的亲兄弟恩斯特·海因里希·韦伯(Ernst Heinrich Weber)

在实验中进行了研究，其研究成果在 1866 年发表[16, 17]，其理论建立在欧拉守恒方程独立推导的线性化形式和管的常膨胀系数假设 $dr = kdp$（dr 和 dp 分别为半径和压力的增加量）基础之上，推导出波速(c)等式：

$$c = \sqrt{\frac{R}{2k\rho}} \tag{1.4}$$

其中，ρ 为流体密度；k 为半径的膨胀系数；R 为管半径。该关系式和托马斯·杨在约五十年前提出的相同，但是它的优点在于推导严谨并且容易理解。

黎曼（Riemann）未研究过动脉力学或弹性管内的波，但是他对该领域做出了重要贡献，因为他在 1860 年发表了关于双曲系统部分积分的一般解[18]。像傅里叶理论从热传导的研究中得到灵感而诞生一样，他的解法是从气体动力学的研究中得到灵感的。该解法的数学意义超越了它原来的意义。简而言之，他通过观察沿着微分项系数矩阵特征值定义的方向将偏微分方程简化为常微分方程，并为所有线性和非线性偏微分方程提供了一般解。他不知道自己为欧拉公式给出了解，欧拉曾经也求解过但没有成功。

1877~1878 年，两个更重要的弹性管波速研究成果发表了，一篇是 Moens 发表的十分细致的动脉波速实验论文[19]，另一篇是 Korteweg 发表的波速理论研究论文[20]。Korteweg 的分析表明波速由管壁弹性和流体的压缩性共同决定。在薄壁管和血液（不可压缩流体）的情况下，关系式将简化为 Moens-Korteweg 方程：

$$c = \sqrt{\frac{Eh}{2\rho R}} \tag{1.5}$$

其中，c 为波速；ρ 为流体密度；R 为管半径；E 是厚度为 h 的管壁的杨氏模量。

Marey[21]在他的通俗医学教科书《生理学上和疾病时的血液循环》中用一章介绍了动脉中的血流。他利用皮托管和针式流量计测量动脉血液速度，并且他本人和其他人都对该研究进行了引用。他提出的速度波形看起来和现在最新技术获得的波形惊人地相似。他展示了大的反向流出现在心脏收缩末期的末梢动脉处，如股动脉。由于种种原因，这一工作被人们所遗忘。在 20 世纪 50 年代，研究者们对股动脉中血液流动特性展开了激烈的争论。Frank 是定量生理学中的伟人之一。他主要从事心血管系统的研究，并且他的工作对心脏病学的实践产生了持久的影响。他对动脉力学的第一个贡献是在 1899 年的文章《动脉脉搏的基础》中提出了 Windkessel 效应的数学公式[22]。他从 Stephan Hales 的工作中得到了启发，将他的定性结果用数学方式进行了表达。他认为动脉是一个容性腔，并用质量守恒去分析它在舒张时容积的改变。

$$\frac{dV}{dt} = \frac{P}{R} \quad , \quad \frac{dP}{dV} = m \tag{1.6}$$

其中，V 是动脉腔的容积；P 是压力；R 是微循环对血流的阻力；m 是常数（等于顺应性的倒数）。从这些方程中他获得了呈指数下降的压力：

$$P = P_0 e^{-mt/R} \tag{1.7}$$

式中，P_0 是舒张期开始时的压力。

而后，他研究了心动周期的收缩期部分，并得到了关于从心脏到动脉的输入满足的微分方程。Frank 对动脉力学的另一个主要贡献是在 1905 年、1920 年和 1926 年发表的三篇系列文章即《动脉中的脉搏》[22]、《血管弹性》[23] 和《脉搏波理论》[24]。在 1905 年的文章中，他介绍了动脉波理论。在 1920 年的文章中，他正确地推导出了用弹性表示的波速 (c) 表达式：

$$c = \sqrt{\frac{\kappa}{\rho}} \tag{1.8}$$

式中，$\kappa = \dfrac{\mathrm{d}p}{\mathrm{d}A} A$ 是血管弹性的导数，A 是血管的截面积。

在 1926 年的文章中，Frank 考虑了黏性系数、血管壁运动和脉搏波能量，使用傅里叶分析并第一次处理了脉搏波的反射，包括动脉分叉的反射和透射系数。

对于动脉力学，Frank 的两个理论和 Windkessel 模型与脉搏波模型之间始终存在着基本的冲突。Windkessel 模型认为整个动脉系统的运动像一个单一的腔体，然而波动模型是以波的形式在动脉中传播。Frank 完全意识到了这种分歧并对其进行了讨论，但是在他 1930 年的论文《基于波动和 Windkessel 理论估计人体心脏的搏出量》中没有解决这种分歧[25]。尽管 Windkessel 理论成功地描述了舒张期动脉的行为，但是却因不能描述收缩期动脉脉压的变化而被心脏病学家所抛弃。正如 Milnor 描述的那样："最初的 Windkessel 模型的最大优点是它简单，而且作为粗略的估计，它仍然有解释问题的价值，这一点大家已领会到。但是，作为所有研究的目的，一个更加精细的、真实的、与动脉树分布特性一致的模型是大家所青睐的"[26]。最近，Windkessel-Wave 的两难选择被再次提起，已成为一些论文讨论的主题[27]。

在 20 世纪初期，一些临床心脏病学家为我们理解心血管系统的构成和功能做出了贡献。一个杰出的例子就是 Mackenzie，在医学方面，他因在心率不齐方面做出先驱性工作而著名。他的著作《脉搏、动脉、静脉和心脏运动的研究》中包含了一些关于血管中血流和血压的测量和理解方面的见解[28]。最有意义的是他设计出了多种波形描写器，它能同时测量动脉和静脉的血压脉搏，并且展示出这些波形如何因各种类型的心脏疾病而变化。

对于弹性管中波的分析，现代的研究者一般都会联想到 Womersley[29]。理论的很多方面是由 Gromeka 在 1883 年推导出来的，包括管壁的惯性对波速的影响。Gromeka 的研究成果只用俄文发表在喀山大学学报上，所以许多学者没能看到他的文章[30]。Lamb 在他的权威著作《流体动力学》中用很常规的术语通过公式表示问题，对弹性管中波的分析进行了进一步发展[31]。他的公式被伯尔尼大学的 Witzig 在其博士学位论文中使用[32]。在伯尔尼大学，他得出刚性管中速度分布是血管半径函数的一般解。这项工作在很大程度上被忽视了，而后他的成果分别被 Morgan 和 Kiely、Womersley 单独重新发现[33, 34]。正是这项工作被 McDonald 和其他研究者掌握并应用于动脉力学[29, 34, 35]。

这些成果本质上依赖于平行流的 Navier-Stokes 方程为线性方程这样一种观察。在现代符号里，∇u 与平行流流速 u 正交，所以 Navier-Stokes 方程中的非线性加速度项为 0，于是方程变为可以用傅里叶方法求解的线性方程。特别地，具有周期性边界条件的流动可以依靠基频和它的所有谐波精确解出。

Aperia 在 1940 年发表的一篇文章受到了广泛的认可[36]。由于这篇文章发表于第二次世界大战期间的柏林，它的发行受到了限制，所以受到了不应该有的冷落。这篇名为《血流动力学研究》的论文非常全面地分析了 Windkessel 模型和波动理论。他探究了两种理论及其变种的基本假设，而且在理论和实验上取得了有趣的结果。在一篇名为《压力时变下的泊肃叶流》的简文中，他说了一句话："对于每个傅里叶项，解可以用与管半径有关的幂级数获得，这是没有任何困难的，而且对于每个不为零的 u，它将通向复自变量的贝塞尔函数。尽管完整的数学处理在此是可行的，但是对生理学家来说这些都仅仅是次要的"，他以一种非预言方式预见了 Womersley 后来的研究结果。

在动脉力学的发展过程中一个非常重要的思路是电路模拟心血管循环，即阻抗方法。这种方法假设压力和流量之间是线性关系，可以由欧姆定律的类似关系 $\tilde{P} = \tilde{Z}\tilde{Q}$ 给出，其中压力 $\tilde{P}$ 类似于电压，流量 $\tilde{Q}$ 类似于电流，$\tilde{Z}$ 类似于阻抗。利用这种类似关系，复域 RCL 电网络可以用公式来表示心血管管脉系统的不同部分的电阻、电容和电感。

根据 Milnor 所说[26] "压力和流量波的傅里叶分析……很早以前就被 Frank 建议[24]，被 Aperia 拥护[36]，最后由 Porje 引入心血管生理学中[37]"，可能动脉系统的第一个输电线理论是由 Landes 提出的[38]，并由 Taylor 进行了重大发展[39]。

在动脉力学中傅里叶分析应用快速增长的同时，快速傅里叶变换的论文在增多，数字计算机也在快速地发展[40]。计算机使得快速傅里叶变换计算时间大大缩短。阻抗方法的成功应用很快促使研究成果大量涌现，如 D. A. McDonald 和他的学生(特别是 W. W. Nichols) 的研究成果；提出理论基础的 M. G. Taylor 和他的学生(特别是 M. F. O'Rourke)；Noordergraaf 和他的研究小组[41](特别是 N. Westerhof，他提出了三元件 Windkessel 模型[42]，还有 J. K. Li) 的研究成果；Milnor[26]和他的学生们的研究成果。这种方法过去应用得很成功，现在也是，到目前为止，它是动脉力学中最常用的方法[43-46]。

另外一种可供选择的是特征化方法，它建立在 Riemann[18]对 Euler[47]推导的非线性守恒方程解的研究的基础之上。因为第二次世界大战期间高速飞行的出现，使得该方法首次在气体动力学场的理论和实验中得到发展。将其理论最先应用于动脉流的可能是 Lambert[48]。Skalak 发展了他的方法[49]，并由 Anliker 和他的同事进行了极大的完善。Anliker 等为了综合出动脉系统的完整描述，采用特征化方法对动脉系统进行了系统的研究[50-53]。正是这些研究激励着波强度分析的发展[54]。

1.2.2　心血管系统模型的国内外研究现状

心血管系统建模与仿真是通过对心血管系统进行简化、抽象或类比，提出体现心血管系统生理和病理特性的模型，然后进行仿真实验得到人体心血管系统的生理和病理机制，为医学诊断和治疗提供科学依据。为深入研究心血管系统，各种心血管系统模型被提出，主要包括动物模型、物理模型和数学模型三类模型。

1. 动物模型

动物模型是以动物为对象，采用人工干预的手段，实现特定疾病的动物载体，通过分析致病原因和测量相关特征，达到模拟人的研究目的。动物模型根据特定疾病的需求，如动脉硬化、高血压病、脑血管病等，可以采用不同的手段和方法获得。

动脉硬化模型是动物模型中的一个研究热点。这类模型是通过高脂、高胆固醇的饲养鸡，以及鹌鹑、大鼠、小鼠、家兔、家猪、猕猴等建立的高脂模型[55, 56]。还有通过血管结扎阻断肢体血流实现肢体缺血，建立动脉硬化闭塞模型[56]。由于单因素模型还不尽如人意，所以研究多倾向于复合因素建立的模型[57]。如通过对低密度脂蛋白受体敲除的小鼠进行高脂饮食喂养 4 个月后，再切断隐动脉、髂外动脉、股深动脉、旋股外动脉及相应同名静脉的方法，建立小鼠肢体缺血模型。转基因模型[58, 59]是在基因组中稳定地整合外源基因，并由此而获得具有新的、能遗传给后代特征的动物。

高血压是常见多发的心血管疾病，是冠心病及脑卒中的重要危险因素，因此，高血压动物模型的研究发展十分迅速[60-62]。目前，国内的高血压动物模型多是通过手术、给药、物理刺激等[63-65]方法获得，而与基因疗法相关的转基因动物模型则研究较少。模型多用于西药的研究，使用与中药高血压研究或符合中医高血压症状的动物模型研究较少。高血压动物模型主要包括应激性[66]、神经源性[67]和易卒中型肾血管性[68]等几种高血压模型。

缺血性脑血管病是当今发病率和病死率较高的三大疾病之一，颈动脉狭窄动物模型因其容易制作且具有代表性成为脑血管病的研究热点[69-73]。目前，颈动脉狭窄动物模型制作方法及动物种类多种多样，主要方法有颈动脉外膜植入硅橡胶圈法、球囊损伤法、电刺激法、空气造模法及外科手术线扎法等[69, 70, 72]，常见实验对象包括兔、大鼠、猪、犬和猴[71]。

2. 物理模型

为了研究心血管系统中的血流动力学特征，一些学者建立了不同的物理模型，如动脉单段物理模型、动脉分叉物理模型、动脉树物理模型、微血管物理模型以及心血管整体模型[74-79]。Bertolotti 等[74]通过建立人体下肢动脉狭窄的单管物理模型，通过测量收缩期血流速度峰值比率和压力差，分析了多处动脉狭窄对多普勒超声检测外周动脉疾病的影响，其结果和对应的数值模型符合较好。Saito 等[75]通过不同弹性的导管模拟脉搏波传播，讨论了导管的不同连接方式：不同弹性导管直接相连、双分支结构、四分支结构和分支弹性的不同组合，对脉搏波传播的影响。通过建立相应数值模型检验动脉硬化检测方法的准确性，实验表明物理模型和数值模型的误差小于 10%。Matthys 等[76]构建了一套体循环模拟装置分析人体内脉搏波的传播特性。该实验模型 1∶1 地复制了人体体循环系统的 37 条最大的动脉血管及动脉血管的三大分支。血管网络采用 37 段硅胶树脂管道连接而成，其首端与提供周期性液流的哈佛脉动泵相连，末梢与一套接有蓄水池的终端阻力管相连，共同组成了一套封闭的液压循环系统。该模型能较好地对脉搏波的传播特性进行模拟。胡徐趣等[77]利用硅胶管模拟动脉，通过硅胶管特性求出硅胶管流动腔内径、压力和流量波形，根据在体脉动血流切应力和周向应力波形，确定出硅胶管流动腔的后负荷（即输入阻抗），研究在生理脉动流条件下动脉内承受的切应力和周向应力，构建能较真实再现动脉脉动血流切应力和周向应力环境的硅胶管流动腔系统。江朝光等[79]自行制作了一套循环模拟系统，它由搏动泵、阻尼器、弹性腔和不同口径的弹性管道组成大循环，用聚丙烯中空纤维膜模拟毛细血管组成微循环。通过调整模型参数，如心率、外周阻力和动脉顺应性等，研究血流动力学与微血管通透的机制。赵秀梅等[78]在心血管循环系统物理模型中加入了微血管网部分，讨论了三种不同形状微血管中压力和流量的变化情况。

在集总物理模型方面，一些学者根据动脉弹性腔理论研制出了动脉单弹性腔[80]、双弹性腔[81]等体循环模拟装置。这些物理模型装置采用弹性腔模拟动脉系统，由体动脉腔、阻力器和体静脉腔组成，由密闭气腔模拟血管顺应性，分别以双密闭气腔和单密闭气腔模拟动脉系统和静脉系统，由波纹管、锥形阀和弹簧构成阻力器模拟外周阻力血管作用。

3. 数学模型

心血管系统的数学模型多种多样，如系统辨识法、有限元分析法、键合图法和电网络模型，一般都通过计算机程序来实现。

1) 系统辨识法

系统辨识法是利用控制理论中的系统辨识技术来对血液循环系统建模，即把整个心血管系统看作一个非线性黑箱，不去追究内部细节，而利用外部观察，通过输入输出的信息来研究心血管系统的功能特性[82]。

目前，系统辨识法主要集中在建立动脉系统两点间的传递函数上，国内外相继提出了各种不同的传递函数[83-89]。Chen 等[83]首次提出了利用传递函数建立桡动脉和中央主动脉血压波形的模型，通过桡动脉和传递函数可以计算出中央主动脉血压波形。Cameron 等[90]将传递函数首先应用于预测高血压患者的中央主动脉血压波形。Hope 等[85, 86]建立了性别差异的传递函数，讨论了性别差异对传递函数预测中央主动脉血压波形的影响。王炳和等[89, 91]从系统分析和信号处理的角度建立了人体脉搏系统传递函数模型，获得了脉搏系统传递函数的一般形式；根据脉象信号的实验测量数据对模型参数进行了估计，并运用此模型在计算机上成功地模拟了人体四种脉象信号，仿真结果与实际结果相符。Swamy 等[87, 92]通过一次实测血压和血流量波形进行平行管模型的参数估计，建立了外周血压和主动脉血压波形之间的自适应传递函数。该方法避免了一般传递函数受个体差异和时间差异等因素造成的影响。该方法在 6 只健康狗的实验中得到了验证，收缩压、舒张压和脉压的平均误差在 3.5mmHg[①]左右，优于一般传递函数。Hahn 等[93]利用系统盲辨识和解卷积算法建立了双通道心血管系统模型，通过两点外周血压信号可以特征化上下肢动脉路径的动力学和主动脉输入阻抗，从而获得主动脉血压和血流信号。

2) 有限元分析法

心血管系统是典型的固液耦合动力学系统，适合利用有限元法进行模拟和分析。国内外涌现出大量关于有限元法的心血管系统模拟仿真的研究和报道，主要集中在求解某一段或几段动脉的模拟问题，如主动脉弓、股动脉、臂动脉、肺动脉、颅内动脉瘤和动脉狭窄等[94-107]，研究其壁面切应力分布特点、最大壁面切应力、流线及流场基本特征、速度场、射入流速度及宽度、冲击域位置及大小。

① 1 mmHg=0.133kPa。

基于有限元法的动脉模拟已从过去的一般性研究，如非特定人的动脉狭窄[103, 105]、主动脉弓[101, 107, 108]和三维弯曲动脉[104, 106, 109, 110]的动力学特性，过渡到特定病例[96, 99, 111, 112]的模拟研究；从过去的局部动脉[97, 113-115]向多代分支和整体动脉系统模拟发展[98, 116]。

3）键合图法

键合图法是一种系统动力学建模方法，它以图形方法来表示、描述系统动态结构，是对流体系统进行动态数学仿真的有效建模工具。近年来，国内学者将此方法应用于心血管系统的建模，他们将血液在心脏泵作用下所进行的流动看作一种功率流的流动、传输、分配和转换的过程，正确描述了心血管系统的动态特征[117-126]。Auslander 等[117]首次将键合图模型应用于构造人体心血管系统的分布参数模型，该模型包含了心脏、毛细血管、静脉系统、肺循环和体循环，并在当时的大型计算机上进行了仿真，结果与实际测量数据符合较好。Rolle 等[127]将自主神经系统考虑到键合图模型中，并加入了两心室的机电行为和心脏动作电位的电生理模型。宁钢民等[125]建立了由 54 个方程组成的，包含心脏、头颈循环、肺循环、冠状循环、腹循环等的键合图模型，通过该模型可以计算出心血管循环任意处的血压和血流量波形，并且可计算出每搏量、射血分数，仿真结果和实际测量结果符合较好。Diaz-Zuccarini 等[126]将键合图应用于理想化二尖瓣的三维动力学模型中，利用键合图模型提供三维模型的边界条件，拓展了键合图的应用范围。

4）电网络模型

电网络模型是根据血液流体网络与电网络理论之间的相似性以及各个参数之间的类比关系（如血流阻尼等效为电阻、血流等效为电流、血压等效为电压、血流惯性等效为电感、血流顺应性等效为电容等）建立起来的。它分为集总式电网络模型（如二元件[128]、三元件[129]、四元件[130]、五元件[131]、九元件参数模型[132]）和分布式电网络模型[133-135]。此类模型中，各个元件的生理意义十分明确且简单易懂。另外，针对不同的问题可以选择不同类型的模型，例如不考虑脉搏波传播和反射时，可以利用集总式电网络模型，若为了研究脉搏波在动脉树中的传播，可以利用分布式电网络模型或传输线模型。所以此类模型适应能力较强，且计算量适中。

5）传输线模型

由于集总式电网络模型无法完全描述脉搏波的传播过程，因此传输线模型被提出并得到广泛应用。常见的传输线模型有两种：55 段和 128 段传输线模型，其中，55 段模型使用较多。55 段大动脉组成的人体动脉树模型是研究脉搏波传播等血流动力学现象的有效模型[133-135]。该模型最初由 Westerhof 等[129]提出，经 Stergiopulos 等[136]修改，后被 Wang 等[134]完善。该模型能对脉搏波的传导和反射等过程进行仿真和模拟，也可以作为数字人体动脉模型产生任意血压和血流量波形，供新算法进行初步检验。

数值仿真利用数学模型并借助现代计算机的计算功能，使模型得以求解，并直观地呈现出结果。通过仿真可以研究某些参数如血压、血流、外周阻力等的变化与某种生理疾病的关系。数学仿真具有以下优点：可实现时空的伸缩；可实现极端或异常条件下的仿真；

可作为预研手段为真实系统的研究奠定基础；可灵活进行多种实验条件的不同组合。

由于集总电网络参数模型和分布式传输线模型在研究心血管系统动力学方面的应用相较其他模型普遍，尤其是动脉系统参数研究方面，因此，本书主要集中讨论集总电网络模型和传输线模型。

1.2.3 心血管系统动力学模型应用的研究现状

1. 集总电网络模型的应用研究现状

动脉系统的集总电网络模型又称弹性腔模型(windkessel model)[137]，具有不同形式的集总式电网络模型(如二元件[128]、三元件[129]、四元件[130]、五元件[131]、九元件参数模型[132])。弹性腔模型可以用来估计动脉系统的主要参数，包括外周阻力、总动脉顺应性、主动脉特征阻抗等。

(1) 弹性腔模型可以用于解释流行病学研究中的相关参数，例如，动态动脉硬化指数[138]。利用弹性腔模型首先推导出主动脉舒张期的衰减时间(由外周阻力 R 和动脉顺应性 C 计算得到)，Westerhof 等[139]从第一原理推导出了这一动脉硬化指数，并且将其理解为心室-动脉耦合因子，而非动脉顺应性。

(2) 弹性腔模型可用于研究孤立射血心脏的负载[140]。当三元件弹性腔模型作为孤立射血心脏的负载时，产生的血压和血流量波形与实际的测量波形十分类似。通过改变三元件的参数可以研究心脏的泵血功能[141]。该模型也可作为负载，研究人造心脏和人造心瓣膜[142, 143]。

(3) 弹性腔模型可以用于计算心排血量(cardiac output，CO)。Wesseling 等[144]通过三元件弹性腔模型从血压波形中推导出心排血量。首先，特征阻抗和总动脉顺应性通过年龄、性别、身高、体重等参数和血压计算出来[145, 146]；然后，初始化外周阻力 R，并通过血压波形计算出每搏量(stroke volume，SV)，进而计算出 CO(CO=SV×HR，其中 HR，即 heart rate，表示心率)，利用该 CO 和平均血压计算出新的 R；最后将该 R 再次代入三元件模型中，重新计算 SV；重复多次该过程，直到 SV 收敛。最终的心脏输出量为平均血压除以 R。

(4) 弹性腔模型可用于心脏模型和动脉模型相互作用的理论研究，分析参数变化对血压计算的影响[147]。例如，总动脉顺应性和外周阻力增加相同百分比，导致血压改变的效果上，外周阻力是总动脉顺应性的 4 倍[148]。然而，这并不能说明动脉顺应性没有外周阻力重要。大量研究证实弹性腔模型在心室-动脉耦合研究方面具有可行性和有效性。

(5) 弹性腔模型也可以用作外周动脉床模型。在分布式模型中，外周动脉的末端需要边界条件进行表示，弹性腔模型是常见的一种表示方式[149]。但是，需要注意的是：特征阻抗仅仅是指大动脉的阻抗，所以三元件模型只是外周动脉床的粗略表示。其他类型的弹性腔模型也被用作主动脉的末端阻抗[150]。

(6) 弹性腔模型可用于识别左心室射血的结束时间。将主动脉血压作为输入，通过该模型可以计算出血流量波形，然后通过血流量波形计算出左心室射血的结束时间。但是，值得注意的是该血流量波形未校准。既然只需要未校准的血流量波形，则参数估计减少为两个时间常数的确定，这些可在实际操作中完成[151]。

(7)在阻抗心动图中，每搏量是通过胸腔阻抗的变化估计得到的[152]。由于血液同时流入和流出胸腔，所以阻抗的变化不能仅仅归因于输入血流[153]。为了解决所谓的输出流问题，弹性腔模型被一些研究所采用。

(8)弹性腔模型也被应用于右心室后负荷的估计。该模型已被广泛应用于肺动脉床。尽管这些关于肺动脉循环的大部分研究都在临床前诊断[154]，Lankhaar 等[155]的研究已经表明弹性腔模型可以用于不同形式肺动脉高血压患者的临床差异性估计。然而，弹性腔模型过于简单，无法将个体病人区分开来。

(9)弹性腔模型可用于整个动脉系统的完整描述。尽管动脉的输入阻抗[156]可以给出作为心脏后负荷的动脉系统的综合描述，但是阻抗的模和相位以及其随频率的变化很难解释。利用三元件弹性腔模型则可以对动脉负荷做出同样的解释，且三元参数具有良好的生理意义。例如，动脉顺应性的下降不容易从阻抗中看出，且难以量化表达，然而弹性腔模型的三元参数则能很好地描述总动脉顺应性的量化信息。尽管集总模型，如弹性腔模型，可以对整个动脉系统的入口特性进行综合描述，但是其内部的血压和血流信息却没有什么具体含义。

(10)弹性腔模型可以帮助解释输入阻抗的特性或组成，即通过模型参数的改变，研究输入阻抗在低频、中频和高频三个不同区域的变化。目前，对输入阻抗的解释是：第一，$f<0.2\mathrm{HR}$ 的输入阻抗部分由外周动脉决定；第二，$0.2\mathrm{HR}\leqslant f\leqslant 3\mathrm{HR}$ 的部分由较近端动脉系统决定；第三，$f>3\mathrm{HR}$ 的部分由中心主动脉决定，如特征阻抗。总之，频率越高，从输入阻抗中看到的动脉系统越靠近心脏。三元件弹性腔模型确实包含了这三个方面。

2. 传输线模型的应用研究现状

(1)传输线模型主要研究脉搏压力波的传递过程，包括脉搏波的前向传播和反向传播过程[157]，另外，该模型可用于疾病诊断新方法的初步验证。

(2)传输线模型可用于动脉狭窄的仿真研究，通过设定某段动脉的狭窄长度和程度，计算近端和远端的血压和血流量波形随动脉狭窄的变化规律[158]。

(3)传输线模型可以用于分析脉搏波的传播过程，研究心率和射血时间对脉搏波传播速度(pulse wave velocity，PWV)的影响等[159, 160]。Xiao 等[159]通过传输线模型仿真分析了颈股脉搏波传导速度(catroid-femoral artery PWV，cfPWV)和臂踝脉搏波传导速度(brachial-ankle artery PWV，baPWV)受心率(HR)、左心室射血时间(left ventricular ejection time，LVET)、动脉弹性模量(E)和外周阻力(R_P)的影响，研究表明：E 对两个 PWV 的影响最显著，LVET 次之，最后是 R_P，而 HR 对 PWV 的影响在动脉具有非线性黏弹性时才显著。另外，Xiao 等[160]研究了 PWV 随心率变化的内在机制，研究显示动脉黏弹性在这种变化规律中起着十分重要的作用。

(4)传输线模型也可以用于研究脉搏波的反射过程，研究反射强度和反射指数随心率变化的内在机制[161]。研究表明：由于反射系数随着频率的增加，导致心率或频率增大时，反射系数下降，其中最主要的影响因素是动脉黏弹性[161]。虽然，此现象通过仿真实验阐明了内在机制，但是需要临床实验进一步验证和证实。

(5)传输线模型可应用于新方法和新思路的验证研究。该模型可用于产生不同生理和病理情况下成千上万的血压和血流量波形，基于这些波形数据可以进行一些新疾病诊断方法的数值实验验证。例如，通过传输线模型，建立数字病例样本库，利用外周动脉无创血压测量，通过输入阻抗或传递函数和智能计算方法对动脉狭窄进行诊断[162]。又如，基于数字病例样本库，通过单点桡动脉的血压特征，直接计算中心动脉的脉搏波反射强度。

1.3   心血管系统建模存在的问题

动物模型的优点是制作容易，可以进行活体实验，实验结果具体，有较大的说服力。但是，动物模型也具有多方面的局限性，包括：①动物模型往往与人体相差较大，如何将所得结论推广至人体是个难题；②实验动物存在个体差异，为了获得具有统计规律的数据，需要做大量实验，因而往往要耗费大量人力物力；③有些实验条件尚不具备，如一些极端条件，或者实验周期太长而无法在体进行。

物理模型法，即体外循环系统实验模拟，在消除"个体差异"、人为控制实验条件、重复实验等方面，具有动物实验和临床实验所无法比拟的优点。物理模型装置是体外测定和评价人工心脏(血泵)及人工心脏瓣膜的重要工具，对发展人工心脏瓣膜、心室辅助装置等心血管系统人工脏器起到了非常重要的作用。但物理模型也有其不足之处，如模型的建立比较粗糙，实现比较困难、周期长，有些生理和病理因素无法在模型中体现，相比数学模型参数调节比较困难等。

系统辨识法简单易行，不破坏系统原有结构，无须心血管生理方面的先验知识即可建立数学模型，并能较好地处理系统中的非线性问题，因而在解决生命系统的问题上有其独到之处；缺点是仅仅强调了外部观测和系统在某方面的整体功能，模型参数的生理意义不明确，不易理解，且模型的正确与否强烈依赖于输入输出提取的准确性，局限性较大。

有限元法较难用来对动脉系统和循环系统整体进行模拟，主要原因是该方法要求对系统的有关生理、解剖及物理参数有详尽的了解，而目前医学界对于人体血液循环系统的有关生理和物理结构参数尚知之不全，同时用有限元分布参数模型模拟整个循环系统的计算量相当巨大，不便于应用。

键合图建模方法的特点是直观形象，便于获得状态空间方程，有利于数值化计算。但其建立过程比较烦琐，需要区分功率键、结点以及它们所代表的不同器官，容易出错。

弹性腔模型的特点是将动脉系统看作总体，具有高度集总的特点，是研究动脉系统总外周阻力、动脉顺应性、每搏量和心脏输出等关键参数的重要模型，但是该模型无法对动脉中脉搏波的传播进行仿真，无法研究脉搏波形成的机制等血流动力学问题。传输线模型主要擅长仿真脉搏波的传播过程，但是无法对局部血流剪切应力和流速场进行描述和分析。

1.4 本书的主要内容

本书主要围绕心血管系统不同尺度的血流动力学建模与仿真，介绍基本原理、实现算法和具体应用。

第 1 章，主要介绍心血管系统动力学研究的目的和意义、其研究简史、心血管系统建模的国内外研究现状和存在的不足之处。

第 2 章，介绍心血管系统的解剖结构和血流动力学原理。

第 3 章，论述动脉系统与电网络系统对应关系的建立，总结集总参数电网络模型的特点；建立上肢动脉的电网络模型，并进行模拟仿真和实际测量数据比较分析。

第 4 章，讨论如何建立人体动脉树系统的分布式传输线模型；提出计算该模型的算法；对正常人的脉搏波传播过程进行仿真，计算出动脉树中各点的血压和血流量波形；分析人的个体差异性对脉搏波的传播、血压和血流量波形的影响；分析动脉树输入阻抗幅值和相角的影响因素及规律。

第 5 章，主要介绍动脉系统的三维模型，即有限元模型的建立与仿真。

第 6 章，利用 MATLAB 软件的 Simulink 仿真系统实现心血管系统的闭环电网络建模和仿真。

第 7 章，利用分布式传输线模型对动脉硬化和动脉狭窄进行模拟和仿真；分析动脉硬化参数改变对血压和血流量波形的影响；分析动脉狭窄的位置、大小和程度对血压和血流量波形以及传递函数的影响。利用脉搏波参数、输入阻抗、传递函数等，结合智能计算和机器学习方法建立动脉狭窄诊断模型，对动脉是否存在狭窄、狭窄分段定位和狭窄程度进行预测研究。

第 8 章，利用传输线模型研究心率对脉搏波传导速度、反射系数等参数的影响规律，解释这些规律的内在机制。

参 考 文 献

[1]胡盛寿, 高润霖, 刘力生, 等. 《中国心血管病报告 2018》概要. 中国循环杂志, 2019, 34(3): 209-220.

[2]Redberg R F, Benjamin E J, Bittner V, et al. Performance measures for primary prevention of cardiovascular disease in adults. Journal of the American College of Cardiology, 2009, 54(14): 1364-1405.

[3]卫生部心血管病防治研究中心. 中国心血管病报告 2010. 北京: 中国大百科全书出版社, 2011.

[4]国务院办公厅关于印发中国防治慢性病中长期规划(2017—2025 年)的通知. 2017-02-14. http://www.gov.cn/zhengce/content/2017-02/14/content_5167886.htm.

[5]Wang S H. Pulse Classic: A Translation of the Mai Jing. Yang S Z, translated. Boulder: Blue Poppy Press, 1997.

[6]Hankinson R J. The Cambridge Companion to Galen. Cambridge: Cambridge University Press, 2008.

[7]Harvey W, Leake C D. Exercitatio anatomica de motu cordis et sanguinis in animalibus. Nature, 1929, 124(3132): 722.

[8]Euler L, Truesdell C, Gesellschaft S N. Leonhardi Euleri commentationes mechanicae : ad theoriam corporum rigidorum pertinentes. Auctoritate et Impensis Societatis Scientiarum Naturalium Helveticae, Venditioni Exponunt O. Füssli, 1954.

[9]Young T. The Croonian Lecture. On the functions of the heart and arteries.[Abstract]. Philosophical Transactions of the Royal Society, 1800, 1: 314-316.

[10]Young T. Hydraulic investigations, subservient to an intended Croonian lecture on the motion of the blood. [Abstract]. Proceedings of the Royal Society of London, 1800, 1: 298-300.

[11]Fourier J B J. The Analytical Theory of Heat. Cambridge: Cambridge University Press, 2009.

[12]Poiseuille J L M. Recherches expérimentales sur le mouvement des liquides dans les tubes de très-petits diamètres. Compters Rendus Hebdomadaires des Séances de l'Académie des Sciences, 1840, 11: 1041-1048.

[13]Hagen G. Ueber die bewegung des wassers in engen cylindrischen Röhren. Annalen Der Physik, 1839, 122(3): 423-442.

[14]Navier C L M H. Memoire sur les lois du mouvement des fluides. Mem. Acad. R. Sci., 1823, (6): 389-440.

[15]Hagenbach Ed. Ueber die Bestimmung der Zähigkeit einer Flüssigkeit durch den Ausfluss aus Röhren. Annalen Der Physik, 1907, 185: 385-426.

[16]Weber W E, We W K S. Wellenlehre: Auf Experimente Gegründet, oder über die Wellen Tropbarer Flüssigkeiten mit Anwendung auf die Schall- und Lichtwellen. Leipzig: Bey Gerhard Fleischer, 1825.

[17]Weber W E. Theorie der durch Wasser Oder Andere Inkompressibele Flüssigkeiten in Elastischen Röhren Fortgepflanzten Wellen. Berlin: Springer Berlin Heidelberg, 1866: 353-357.

[18]Riemann B. Gesammelte Mathematische Werke Und Wissenschaftlicher Nachlass. Kendrick: Kendrick Press, 2004: 145-164.

[19]Moens A I. Over de voortplantingssnelheid van den pols. Leiden, 1877.

[20]Korteweg D J. Over Voortplantings-Snelheid Van Golven in Elastische. Ruizen ACa. Proefschmft, Leiden. Bd. V., 1990: 525-542.

[21]Marey E J. La Circulation Du Sang Àl' État Physiologiques Et Dans Les Maladies. Paris: Masson, 1881.

[22]Frank O. Der Puls in den Arterien. Z. Biol., 1905, (45): 441-553.

[23]Frank O. Die elastizität der blutgefäße.Z. Biol., 1920, (71): 255.

[24]Frank O. Die theorie der pulswellen. Zeitschrift für Biologie, 1926, 85(2): 91-130.

[25]Frank O. Schätzung des schlagvolumens des menschlichen herzens auf grund der wellen- und windkesseltheorie. Z. Biol., 1930, (90): 405-409.

[26]Milnor W R. Hemodynamics. Philadelphia: Williams & Wilkins, 1982.

[27]Tyberg J V, Davies J E, Wang Z, et al. Wave intensity analysis and the development of the reservoir-wave approach. Medical & Biological Engineering & Computing, 2009, 47(2): 221-232.

[28]Mackenzie B J. The study of the pulse, arterial, venous, and hepatic, and of the movements of the heart. Edinburgh Medical Journal, 1903, 14(1): 59-61.

[29]Womersley J R. Method for the calculation of velocity, rate of flow and viscous drag in arteries when the pressure gradient is known. Journal of Physiology, 1955, 127(3): 553-563.

[30]Gromeka I S. Ueber die Geschwindigkeit der Fortpflanzung der wellenbewegung der flüssigkeiten in elastischen Röhren. 1883.

[31]Stokes G G. On the theories of internal friction of fluids in motion and of the equilibrium and motion of elastic solids. Transactions of the Cambridge Philosophical Society, 2004, 8(2): 153-169.

[32]Witzig K. Uber erzwungene wellenbewegungen zaher, inkompressibler flüssigkeiten in elastischen Röhren. Michigan: University

of Michigan, 1914.

[33]Morgan G W, Kiely J P. Wave propagation in a viscous liquid contained in a flexible tube. The Journal of the Acoustical Society of America, 1954, 26(3): 323-328.

[34]Womersley J R. An elastic tube theory of pulse transmission and oscillatory flow in mammalian arteries. Wright Air Development Center, 1957: 56-61.

[35]Womersley J R. Oscillatory motion of a viscous liquid in a thin-walled elastic tube—I: The linear approximation for long waves. Philosophical Magazine, 1955, 46(373): 199-221.

[36]Aperia A. Hemodynamical studies. Skandinavisches Archiv für Physiologie, 1940, 83: 1-230.

[37]Porje I G. Studies of the arterial pulse wave. Acta Radiologica, 1948, 29(6): 509-515.

[38]Landes D M H G. Die berechnung des schlagvolumens mit berücksichtigung der reflexionen, verteilter elastizität, masse und reibung. Archiv für Kreislaufforschung, 1949, 15(1-6): 1-23.

[39]Taylor M G. An experimental determination of the propagation of fluid oscillations in a tube with a visco-elastic wall; together with an analysis of the characteristics required in an electrical analogue. Physics in Medicine & Biology, 1959, 4(4): 63-82.

[40]Cooley J W, Tukey J W. An algorithm for machine calculation of complex fourier series. Mathematics of Computation, 1965, 19(90): 297-301.

[41]Westerhof N, Bosman F, De Vries C J, et al. Analog studies of the human systemic arterial tree. Journal of Biomechanics, 1969, 2(2): 121-143.

[42]Westerhof N, Noordergraaf A. Arterial viscoelasticity: a generalized model. Effect on input impedance and wave travel in the systematic tree. Journal of Biomechanics, 1970, 3(3): 357-379.

[43]Avolio A. Input impedance of distributed arterial structures as used in investigations of underlying concepts in arterial haemodynamics. Medical & Biological Engineering & Computing, 2009, 47(2): 143-151.

[44]Mitchell G F. Clinical achievements of impedance analysis. Medical & Biological Engineering & Computing, 2009, 47(2): 153-163.

[45]O' Rourke M F. Time domain analysis of the arterial pulse in clinical medicine. Medical & Biological Engineering & Computing, 2009, 47(2): 119-129.

[46]Gnudi G, Zanella A. Arterial Windkessel parameter estimation: a new frequency domain method. Computers in Cardiology 1995, 1995: 329-332.

[47]Euler L. Principia pro motu sanguinis per arterias determinando. Opera Posthuma Mathematica et Physica, 1844, 2: 814-823.

[48]Lambert J W. On the nonlinearities of fluid flow in nonrigid tubes. Journal of the Franklin Institute, 1958, 266(2): 83-102.

[49]Skalak R. Synthesis of a complete circulation//Bergel D H. Cardiovascular Fluid Dynamics, 1972, (2): 341-376.

[50]Anliker M, Rockwell R L, Ogden E. Nonlinear analysis of flow pulses and shock waves in arteries. Zeitschrift für Angewandte Mathematik Und Physik Zamp, 1971, 22(2): 217-246.

[51]Histand M B, Anliker M. Influence of flow and pressure on wave propagation in the canine aorta. Circulation Research, 1973, 32(4): 524-529.

[52]Stettler J C, Niederer P, Anliker M. Theoretical-analysis of arterial hemodynamics including the influence of bifurcations—I: Mathematical-model and prediction of normal pulse patterns. Annals of Biomedical Engineering, 1981, 9(2): 145-164.

[53]Stettler J C, Niederer P, Anliker M. Theoretical-analysis of arterial hemodynamics including the influence of bifurcations—II: Critical-evaluation of theoretical-model and comparison with non-invasive measurements of flow patterns in normal and

pathological cases. Annals of Biomedical Engineering, 1981, 9(2): 165-175.

[54]Parker K H. An introduction to wave intensity analysis. Medical & Biological Engineering & Computing, 2009, 47(2): 175-188.

[55]王晓花, 章建程. 动脉粥样硬化动物模型研究进展. 海军医学杂志, 2007, 28(2): 175-177.

[56]闫盛, 郝斌. 动脉粥样硬化动物模型研究现状. 山西医药杂志(下半月刊), 2008, 37(8): 731-733.

[57]Arai Y, Fujita M, Marui A, et al. Combined treatment with sustained-release basic fibroblast growth factor and heparin enhances neovascularization in hypercholesterolemic mouse hindlimb ischemia. Circulation Journal, 2007, 71(3): 412-417.

[58]Rubin E M, Ishida B Y, Clift S M, et al. Expression of human apolipoprotein-A-I in transgenic mice results in reduced plasma-levels of murine apolipoprotein-A-I and the appearance of 2 new high-density-lipoprotein size subclasses. Proceedings of the National Academy of Sciences of the United States of America, 1991, 88(2): 434-438.

[59]Callow M J, Stoltzfus L J, Lawn R M, et al. Expression of human apolipoprotein-b and assembly of lipoprotein(a) in transgenic mice. Proceedings of the National Academy of Sciences of the United States of America, 1994, 91(6): 2130-2134.

[60]Yoshino O, Quail T, Balogh Z J. Secondary intra-abdominal hypertension: new animal model. Acta Clinica Belgica, 2009, 64(3): 276.

[61]Bendtsen F, Møller S. Pharmacological effects are model specific in animal models of portal hypertension. Hepatology International, 2008, 2(4): 397-398.

[62]Sato H, Hall C M, Griffith G W, et al. Large animal model of chronic pulmonary hypertension. ASAIO J., 2008, 54(4): 396-400.

[63]沈加林, 陈克敏, 许建荣, 等. 球囊固定动脉法延髓神经血管压迫建立高血压动物模型的实验研究. 中华放射医学杂志, 2002, 36(9): 773-775.

[64]张晓华, 李善泉, 沈加林, 等. 原发性高血压犬模型的建立. 上海第二医科大学学报, 2003, 23(5): 406-408.

[65]张荣伟, 张洪俊, 黄新国. 延髓血管压迫致高血压动物模型. 中华实验外科杂志, 1994, 11(14): 228-229.

[66]王秀卿, 高贞, 郭红, 等. 慢性应激性高血压动物模型的建立. 白求恩医学院学报, 2003, 1(4): 202-203.

[67]沈加林, 陈克敏, 许建荣, 等. 球囊固定动脉法延髓神经血管压迫建立高血压动物模型的实验研究. 中华放射学杂志, 2002, 36(9): 773-775.

[68]曾进胜, 黄如训. 易卒中肾血管性高血压大鼠模型及其应用. 中山医科大学学报, 1996, 17(4): 241-244.

[69]姜炜, 郭阳, 只达石. 颈动脉内膜切除术后再狭窄动物模型的建立. 天津医药, 2007, 35(2): 127-128.

[70]李永秋, 徐明, 姚邵鑫, 等. 颈动脉球囊扩张再狭窄动物模型的建立. 介入放射学杂志, 2004, 13(2): 156-158.

[71]刘恒方, 黄晓松, 刘尊敬, 等. 颈动脉狭窄动物模型制作的研究进展. 国际神经病学神经外科学杂志, 2006, 33(1): 62-65.

[72]徐永革, 周定标, 郑集义, 等. 颈动脉粥样硬化性狭窄动物模型的建立. 中华神经外科杂志, 2003, 7(4): 255-258.

[73]沈长银, 石蓓, 赵然尊, 等. 兔颈动脉粥样硬化狭窄动物模型的制备. 四川大学学报(医学版), 2009, 40(5): 923-926.

[74]Bertolotti C, Qin Z, Lamontagne B, et al. Influence of multiple stenoses on echo-Doppler functional diagnosis of peripheral arterial disease: A numerical and experimental study. Annals of Biomedical Engineering, 2006, 34(4): 564-574.

[75]Saito M, Ikenaga Y, Matsukawa M, et al. One-dimensional model for propagation of a pressure wave in a model of the human arterial network: comparison of theoretical and experimental results. Journal of Biomechanical Engineering, 2011, 133(12): 121005.

[76]Matthys K S, Alastruey J, Peiro J, et al. Pulse wave propagation in a model human arterial network: assessment of 1-D numerical simulations against in vitro measurements. Journal of Biomechanics, 2007, 40(15): 3476-3486.

[77]胡徐趣, 覃开蓉, 吴昊, 等. 利用硅胶管流动腔系统模拟动脉脉动血流切应力和周向应力环境. 医用生物力学, 2006, 21(2): 94-99.

[78]赵秀梅, 姜澜, 田牛, 等. 微血管网血流动力学的体外模拟系统. 微循环学杂志, 2001, 11(4): 33-36.

[79]江朝光, 姜澜, 孙衍庆, 等. 循环生物力学的模型研究. 军医进修学院学报, 1999, 20(4): 241-244.

[80]李洪, 钱坤喜. 体外模拟心血管系统血液动力学性能分析. 生物医学工程学杂志, 2006, 23(4): 778-780.

[81]张永富, 龙泉, 宋丽萍, 等. 体循环模拟装置的动脉压力波产生机理及其影响因素的体外实验研究. 生物医学工程学杂志, 1999, 7(3): 219-224.

[82]AbedMeraim K, Qui W Z, Hua Y B. Blind system identification. Proceedings of the IEEE, 1997, 85(8): 1310-1322.

[83]Chen C H, Nevo E, Fetics B, et al. Estimation of central aortic pressure waveform by mathematical transformation of radial tonometry pressure - validation of generalized transfer function. Circulation, 1997, 95(7): 1827-1836.

[84]Hirata K, Iwao K, Yamazaki M, et al. Carotid-radial artery transfer function in the seated position: theoretical basis of the estimation of seated central blood pressure using two commercially available methods. Journal of Hypertension, 2010, 28(E Supply A): E517.

[85]Hope S A, Tay D B, Meredith I T, et al. Comparison of generalized and gender-specific transfer functions for the derivation of aortic waveforms. American Journal of Physiology Heart & Circulatory Physiology, 2002, 283(3): H1150-H1156.

[86]Hope S A, Tay D B, Meredith I T, et al. Gender specific and generalized arterial transfer functions in the derivation of aortic waveform characteristics from radial blood pressure waves. Journal of Hypertension, 2002, 20: S183-S183.

[87]Swamy G, Xu D, Olivier N B, et al. An adaptive transfer function for deriving the aortic pressure waveform from a peripheral artery pressure waveform. American Journal of Physiology Heart & Circulatory Physiology, 2009, 297(5): H1956-H1963.

[88]Takazawa K, Orourke M F, Fujita M, et al. Estimation of ascending aortic pressure from radial arterial pressure using a generalised transfer function. Zeitschrift für Kardiologie, 1996, 85(1): 137-139.

[89]王炳和, 郭红霞, 杨颐. 人体脉搏系统传递函数模型的参数估计与脉搏波仿真. 计算机工程与应用, 2004, 40(8): 193-195.

[90]Cameron J D, McGrath B, Dart A M. Use of radial artery applanation tonometry and a generalized transfer function to determine aortic pressure augmentation in subjects with treated hypertension. Journal of the American College of Cardiology, 1998, 32(5): 1214-1220.

[91]王炳和, 张效民, 相敬林, 等. 倒谱与解卷积技术在人体脉搏系统分析中的应用. 西北工业大学学报, 2000, 18(4): 600-603.

[92]Swamy G, Da X, Mukkamala R. Estimation of the aortic pressure waveform from a radial artery pressure waveform via an adaptive transfer function: feasibility demonstration in swine. 2009 31st Annual International Conference of the IEEE Engineering in Medicine and Biology Society EMBC 2009, 2009.

[93]Hahn J O, Reisner A, Asada H H.Physiologic-state-adaptive recovery of aortic blood pressure and flow using blind 2-channel IIR cardiovascular system identification. 2008 American Control Conference, 2008: 838-843.

[94]Jeays A D, Lawford P V, Gillott R, et al. Characterisation of the haemodynamics of the superior mesenteric artery. Journal of Biomechanics, 2007, 40(9): 1916-1926.

[95]Cebral J R, Mut F, Sforza D, et al. Clinical application of image-based CFD for cerebral aneurysms. International Journal for Numerical Methods in Biomedical Engineering, 2011, 27(7): 977-992.

[96]Jiang J, Strother C. Computational fluid dynamics simulations of intracranial aneurysms at varying heart rates: a "patient-specific" study. Journal of Biomechanical Engineering, 2009, 131(9): 091001.

[97]Paal G, Ugron A, Szikora I, et al. Flow in simplified and real models of intracranial aneurysms. International Journal of Heat and Fluid Flow, 2007, 28(4): 653-664.

[98]Grinberg L, Anor T, Madsen J R, et al. Large-scale simulation of the human arterial tree. Clinical and Experimental Pharmacology and Physiology, 2009, 36(2): 194-205.

[99]Chien A, Tateshima S, Sayre J, et al. Patient-specific hemodynamic analysis of small internal carotid artery-ophthalmic artery aneurysms. Surgical Neurology, 2009, 72(5): 444-450.

[100]Rayz V L, Berger S A, Saloner D. Transitional flows in arterial fluid dynamics. Computer Methods in Applied Mechanics and Engineering, 2007, 196(31-32): 3043-3048.

[101]张平. 考虑残余应力的主动脉弓血管壁的有限元分析.北京: 北京工业大学, 2007.

[102]鲁刚. 颅内动脉瘤的血流动力学分析.上海: 复旦大学, 2011.

[103]万大伟, 孙琦, 刘应征, 等. 人体肺动脉狭窄血流动力学数值分析(英文). 系统仿真学报, 2008, 20(19): 5320-5323.

[104]陈小平. 三维锥形弯曲动脉中的脉动流的数值模拟.苏州: 苏州大学, 2009.

[105]伍时桂, 胡利民, 王家权. 狭窄动脉中的非线性脉动流的数值研究. 医用生物力学, 2000, 15(2): 81-81.

[106]杨金有. 胸主动脉内血液流动的计算流体力学方法研究.沈阳: 中国医科大学, 2010.

[107]乔爱科, 伍时桂. 主动脉弓内脉动流的有限元分析. 生物医学工程学杂志, 2001, 18(4): 583-588.

[108]邱霖, 岑人经. 有锥度角的主动脉弓血液脉动流数值分析. 医用生物力学, 2004, 19(2): 74-78.

[109]Zahab Z E, Divo E, Kassab A J. A localized collocation meshless method (LCMM) for incompressible flows CFD modeling with applications to transient hemodynamics. Engineering Analysis with Boundary Elements, 2009, 33(8-9): 1045-1061.

[110]Park J Y, Park C Y, Hwang C M, et al. Pseudo-organ boundary conditions applied to a computational fluid dynamics model of the human aorta. Computers in Biology and Medicine, 2007, 37(8): 1063-1072.

[111]Nanduri J R, Pino-Romainville F A, Celik I. CFD mesh generation for biological flows: geometry reconstruction using diagnostic images. Computers & Fluids, 2009, 38(5): 1026-1032.

[112]Chen J L, Wang S Z, Ding G H, et al. Patient-specific blood dynamic simulations in assessing endovascular occlusion of intracranial aneurysms. Journal of Hydrodynamics, 2009, 21(2): 271-276.

[113]Muehlthaler H, Quatember B, Fraedrich G, et al. Quantification of blood flow velocity in stenosed arteries by the use of finite elements: an observer-independent noninvasive method. Magnetic Resonance Imaging, 2008, 26(8): 1152-1159.

[114]Kagadis G C, Skouras E D, Bourantas G C, et al. Computational representation and hemodynamic characterization of in vivo acquired severe stenotic renal artery geometries using turbulence modeling. Medical Engineering & Physics, 2008, 30(5): 647-660.

[115]Jung J, Lyczkowski R W, Panchal C B, et al. Multiphase hemodynamic simulation of pulsatile flow in a coronary artery. Journal of Biomechanics, 2006, 39(11): 2064-2073.

[116]Miki T, Imai Y, Ishikawa T, et al. A fourth-order Cartesian local mesh refinement method for the computational fluid dynamics of physiological flow in multi-generation branched vessels. International Journal for Numerical Methods in Biomedical Engineering, 2011, 27(3): 424-435.

[117]Auslander D M, Lobdell T E, Chong D. Large-scale model of the human cardiovascular system and its application to ballistocardiography. Bibliotheca Cardiologica, 1973, 32(3): 15-21.

[118]DiazInsua M, Delgado M. Modeling and simulation of the human cardiovascular system with bond graph: a basic development. Computers in Cardiology, 1996: 393-396.

[119]冯宇军, 田树军. 心血管循环系统建模和仿真研究中的功率键合图方法. 中国生物医学工程学报, 2001, 20(1): 67-71+52.

[120]Yan L M, Lou W, He G S. Simulation for auto-diagnosis of cardiovascular disease. Asia Simulation Conference/the International Conference on Systen Simulation&Scientific Computing, 2005.

[121]Zadpoor A A, Arshi A R, Nikooyan A A.A bond graph approach to the modeling of fluid-solid interaction in cardiovascular

system's pulsatile flow.2005 27th Annual International Conference of the IEEE Engineering in Medicine and Biology Society, 2005: 2319-2322.

[122]代开勇. 心血管系统键合图模型仿真研究. 杭州: 浙江大学, 2006.

[123]苏磊, 张弛, 马健, 等. 一种多分支 Tube-Load 人体心血管系统模型及应用. 北京生物医学工程, 2016, 35(1): 18-25.

[124]陈淑珍. 基于循环系统键合图模型的心脑血管疾病仿真研究.杭州: 浙江大学, 2007.

[125]宁钢民, 代开勇, 李英奇, 等. 心血管系统键合图模型研究.浙江大学学报(工学版), 2007, 41(5): 864-870.

[126]Diaz-Zuccarini V, Rafirou D, LeFevre J, et al. Systemic modelling and computational physiology: the application of Bond Graph boundary conditions for 3D cardiovascular models. Simulation Modelling Practice and Theory, 2009, 17(1): 125-136.

[127]Rolle V L, Hernandez A I, Richard P Y, et al. A bond graph model of the cardiovascular system. Acta Biotheoretica, 2005, 53(4): 295-312.

[128]Frank O Z. Die grundform des arteriellen pulses. Zeitschrift für Biologie, 1899, 37: 483-526.

[129]Westerhof N, Bosman F, De Vries C J, et al. Analog studies of the human systemic arterial tree. Journal of Biomechanics, 1969, 2(2): 121-143.

[130]Burattini R, Gnudi G. Computer identification of models for the arterial tree input impedance: comparison between two new simple models and first experimental results. Medical and Biological Engineering and Computing, 1982, 20(2): 134-144.

[131]Noordergraaf A. Circulatory System Dynamics. New York: Academic Press, 1978.

[132]王庆伟, 许世雄. 心血管系统体循环输入阻抗的几种集中参数模型的比较和应用. 医用生物力学, 2003, 18(1): 6-12.

[133]Mohiuddin M W, Laine G A, Quick C M. Increase in pulse wavelength causes the systemic arterial tree to degenerate into a classical windkessel. American Journal of Physiology-Heart and Circulatory Physiology, 2007, 293(2): H1164-H1171.

[134]Wang J J, Parker K H. Wave propagation in a model of the arterial circulation. Journal of Biomechanics, 2004, 37(4): 457-470.

[135]Sherwin S J, Franke V, Peiró J, et al. One-dimensional modelling of a vascular network in space-time variables. Journal of Engineering Mathematics, 2003, 47(3-4): 217-250.

[136]Stergiopulos N, Young D F, Rogge T R. Computer simulation of arterial flow with applications to arterial and aortic stenoses. Journal of Biomechanics, 1992, 25(12): 1477-1488.

[137]Westerhof N, Lankhaar J W, Westerhof B E. The arterial windkessel. Medical & Biological Engineering & Computing, 2009, 47(2): 131-141.

[138]Dolan E, Thijs L, Li Y, et al. Ambulatory arterial stiffness index as a predictor of cardiovascular mortality in the Dublin outcome study. Hypertension, 2006, 47(3): 365-370.

[139]Westerhof N, Lankhaar J W, Westerhof B E. Ambulatory arterial stiffness index is not a stiffness parameter but a ventriculo-arterial coupling factor. Hypertension, 2007, 49(2): 8-9.

[140]Elzinga G, Westerhof N. Pressure and flow generated by the left ventricle against different impedances. Circulation Research, 1973, 32(2): 178-186.

[141]Kolh P, D'Orio V, Lambermont B, et al. Increased aortic compliance maintains left ventricular performance at lower energetic cost. European Journal of Cardio-Thoracic Surgery, 2000, 17(3): 272-278.

[142]Aarnoudse W, van den Berg P, van de Vosse F, et al. Myocardial resistance assessed by guidewire-based pressure-temperature measurement: in vitro validation. Catheterization and Cardiovascular Interventions, 2004, 62(1): 56-63.

[143]Dumont K, Yperman J, Verbeken E, et al. Design of a new pulsatile bioreactor for tissue engineered aortic heart valve formation. Artificial Organs, 2002, 26(8): 710-714.

[144]Wesseling K H, Jansen J R C, Settels J J, et al. Computation of aortic flow from pressure in humans using a nonlinear, 3-element model. Journal of Applied Physiology, 1993, 74(5): 2566-2573.

[145]Langewouters G J, Wesseling K H, Goedhard W J A. The static elastic properties of 45 human thoracic and 20 abdominal aortas in vitro and the parameters of a new model. Journal of Biomechanics, 1984, 17(6): 425-435.

[146]Langewouters G J, Wesseling K H, Goedhard W J A. The pressure dependent dynamic elasticity of 35 thoracic and 16 abdominal human aortas in vitro described by a five component model. Journal of Biomechanics, 1985, 18(8): 613-620.

[147]Burkhoff D, Sagawa K. Ventricular efficiency predicted by an analytical model. American Journal of Physiology, 1986, 250(2): 1021-1027.

[148]Stergiopulos N, Meister J J, Westerhof N. Determinants of stroke volume and systolic and diastolic aortic. American Journal of Physiology-Heart and Circulatory Physiology, 1996, 270(6): H2050-H2059.

[149]Shi Y B, Lawford P, Hose R. Review of zero-D and 1-D models of blood flow in the cardiovascular system. Biomedical Engineering Online, 2011, 10(1): 33.

[150]Burattini R, Fogliardi R, Campbell K B. Lumped model of terminal aortic impedance in the dog. Annals of Biomedical Engineering, 1994, 22(4): 381-391.

[151]Hoeksel S, Jansen J R C, Blom J A, et al. Detection of dicrotic notch in arterial pressure signals. Journal of Clinical Monitoring, 1997, 13(5): 309-316.

[152]Keren H, Burkhoff D, Squara P. Evaluation of a noninvasive continuous cardiac output monitoring system based on thoracic bioreactance. American Journal of Physiology-Heart and Circulatory Physiology, 2007, 293(1): H583-H589.

[153]Raaijmakers E, Faes T J C, Scholten R, et al. A meta-analysis of three decades of validating thoracic impedance cardiography. Critical Care Medicine, 1999, 27(6): 1203-1213.

[154]Lucas C L. Fluid mechanics of the pulmonary circulation. Critical Reviews in Biomedical Engineering, 1984, 10(4): 317-393.

[155]Lankhaar J W, Westerhof N, Faes T J C, et al. Quantification of right ventricular afterload in patients with and without pulmonary hypertension. American Journal of Physiology-Heart and Circulatory Physiology, 2006, 291(4): H1731-H1737.

[156]Pepine C J, Nichols W W, Conti C R. Aortic input impedance in heart failure. Circulation, 1978, 58(1): 460-465.

[157]He W, Xiao H G, Liu X H. Numerical simulation of human systemic arterial hemodynamics based on a transmission line model and recursive algorithm. Journal of Mechanics in Medicine & Biology, 2012, 12(1): 1250020.

[158]Xiao H "G", Avolio A, Zhao M. Modeling and hemodynamic simulation of human arterial stenosis via transmission line model. Journal of Mechanics in Medicine and Biology, 2016, 16(2): 1650067.

[159]Xiao H G, Butlin M, Tan I, et al. Effects of cardiac timing and peripheral resistance on measurement of pulse wave velocity for assessment of arterial stiffness. Scientific Reports, 2017, 7: 5990.

[160]Xiao H G, Tan I, Butlin M, et al. Arterial viscoelasticity: role in the dependency of pulse wave velocity on heart rate in conduit arteries. American Journal of Physiology-Heart and Circulatory Physiology, 2017, 312(6): H1185-H1194.

[161]Xiao H G, Tan I, Butlin M, et al. Mechanism underlying heart rate dependency of wave reflection in the aorta: a numerical simulation. American Journal of Physiology-Heart and Circulatory Physiology, 2018, 314(3): H443-H451.

[162]Xiao H G, Avolio A, Huang D. A novel method of artery stenosis diagnosis using transfer function and support vector machine based on transmission line model: a numerical simulation and validation study. Computer Methods Programs Biomedicine, 2016, 129: 71-81.

第2章 心血管系统的解剖结构和血流动力学原理

心血管系统的解剖结构确定了心血管系统模型的组成部分和各部分之间的拓扑连接情况，血流动力学原理是心血管仿真模拟的数学基础，因此在心血管建模之前，有必要了解心血管系统的解剖结构和血流动力学原理。

2.1 心血管系统的解剖结构

心血管系统(图 2.1)的主要功能是物质运输，即将消化系统吸收的营养物质和肺吸入的氧气运送到全身各器官的组织和细胞，同时将组织和细胞的代谢产物及二氧化碳运送到肾、肺、皮肤，然后排出体外，以保证身体新陈代谢。心血管系统包括心脏和血管两个部分，其中心脏是动力系统，血管是管路系统。

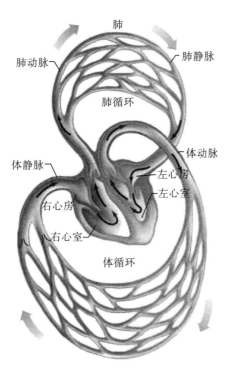

图 2.1 心血管系统

人体血液循环包括肺循环和体循环两个回路：①肺循环，血液自右心室出发，流经肺动脉，到达肺部毛细血管网进行气体交换，然后汇入肺静脉，最后流到左心房，这条回路较短，又称小循环；②体循环，血液从左心室出发，流经主动脉及其各级分支动脉，到达各器官和组织内的毛细血管，血液在此与组织、细胞进行物质交换与气体交换，然后血液经各静脉汇合进入腔静脉，最后流回到右心房，这条回路较长，又称大循环。

2.1.1 心脏

心脏为血液流动提供能量。它主要由心肌构成，由左心房、左心室、右心房、右心室四个腔组成(图 2.2)。在心动周期中，心室和心房的大小随心肌的运动而改变，使血液在体内流动。静脉血从静脉流入右心房，从右心室搏出，经肺动脉到达肺部，然后再经肺静脉流回左心房。左心房的血再流入左心室，又经动脉到达全身各处器官。在房室口和动脉口处均有瓣膜，它们类似于泵的阀门，可顺流而开启，逆流而关闭，保证血液的定向流动。这些瓣膜分别是介于左心房与左心室之间的二尖瓣、介于右心房与右心室之间的三尖瓣、介于左心室与主动脉之间的主动脉瓣以及介于右心室与肺动脉之间的肺动脉瓣。

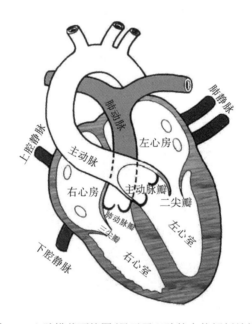

图 2.2　心脏横截面简图(显示了心脏的大体解剖结构)

人体各组织器官要维持其正常的生命活动，需要心脏不停地搏动以保证血运。而心脏作为一个泵血的肌性动力器官，本身也需要足够的营养和能源，供给心脏营养的血管系统，就是冠状动脉和静脉，也称冠脉循环。冠状动脉是供给心脏血液的动脉，起于主动脉根部，分左右两支，行于心脏表面，回流的静脉血，绝大部分汇入右心房，极少部分流入左心房和左、右心室。由于冠状动脉在心肌内行走，显然会受制于心肌收缩挤压的影响。也就是说，心脏收缩时，血液不易通过，只有当其舒张时，心脏方能得到足够的血流，这就是冠状动脉供血的特点。

心脏每时每刻都在做着有节律的收缩和舒张运动，从一次心跳的起始到下一次心跳的起始，心血管系统所经历的过程，称为心动周期。心动周期又分为收缩期和舒张期。心脏舒张(心室舒张)时内压降低，腔静脉血液从心房回流入心室，心脏收缩(心室收缩)时内压升高，将血液从心室泵到动脉。一个成年人在休息状态下，平均心率每分钟 75 次计，每一心动周期平均为 0.8 秒，每次从心室可泵出 65～70mL 的血液，每分钟从左心室可泵出 5L 的血液至升主动脉中(心血输出量为 5L/min)[1]。

2.1.2　血管

血管是由起于心室的动脉系统和回流于心房的静脉系统以及连接动脉和静脉的网状毛细血管所组成的。动脉是运送血液离开心脏的血管，从心室发出后，反复分支，越分越细，最后分支到毛细血管。动脉管壁较厚，能承受较大的压力。大动脉管壁弹性纤维较多，有较大的弹性，心室射血时管壁舒张，心室舒张时管壁回缩，促使血液继续向前流动。中、小动脉，特别是小动脉管壁的平滑肌较发达，可在神经体液调节下收缩或舒张，以改变管腔和大小，影响局部血流阻力，血液的流速快。静脉是心血管系统中引导、输送血液返回心脏的管道，起于毛细血管，止于心房。静脉由小至大可分为小静脉、静脉、腔静脉，它们逐级汇合，管径逐渐增粗，管壁也逐渐增厚。表 2.1 给出了各型血管的数量、直径、壁厚、总横截面积以及血流量与总血流量的百分比[2]。从中可以看出，毛细血管壁厚最薄，总横截面积最大；静脉所包含的血流量最大。

表 2.1　不同类型血管数量、直径(D)、壁厚(h)、总横截面积(A_T)以及血流量(V)的占比的近似值

血管名称	主动脉	动脉	小动脉	毛细血管	小静脉	静脉	腔静脉
数量	1	10^2	10^7	10^{10}	10^9	10^2	1
D/mm	25	4	0.03	0.008	0.02	5	30
h/mm	2	1	0.02	0.001	0.002	0.5	1.5
A_T/cm^2	5	20	400	4500	4000	40	18
V/%	2	8	1	5	*	*	*

注：*表示小静脉、静脉、腔静脉中的血流量约占人体总血流量的 54%。

如前文所述，距离心脏越远，动脉管径越小。这样，可将动脉分为大、中、小三种，其中大动脉是指靠近心脏的动脉，包括主动脉、肺动脉、无名动脉等；中动脉是指大动脉的分支，如尺动脉、桡动脉、股动脉等；小动脉则是指进入器官内的动脉。图 2.3 给出了人体动脉主要分支的分布图。从中可以看出，体动脉的主要拓扑结构是二叉树结构，这并不是血管间的唯一连接方式，有些血管的连接方式比较独特，如手掌掌弓处的动脉，脚部足弓处的动脉，脑部 Wills 环处的动脉以及皮肤和内脏动脉与静脉的结合处的血管。在小的血管处，特殊的连接方式出现得更为频繁。小动脉、毛细血管和小静脉三种血管在人体

内都排列得很紧密而且互联互通(图 2.4)[3]。研究表明，体循环中的小血管为了促进氧气和营养物质扩散到细胞内，会使它们的体积尽量小，使它们的表面尽量大。

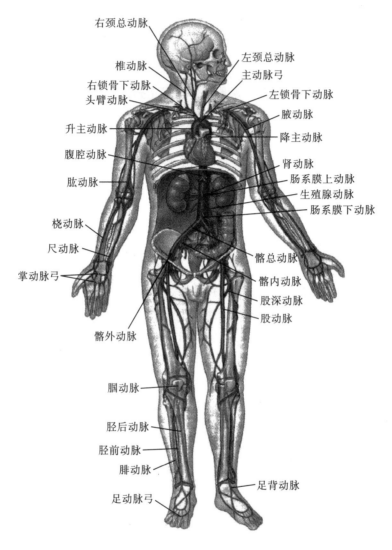

右颈总动脉
椎动脉
右锁骨下动脉
头臂动脉
升主动脉
腹腔动脉
肱动脉
桡动脉
尺动脉
掌动脉弓
髂外动脉
腘动脉
胫后动脉
胫前动脉
腓动脉
足动脉弓

左颈总动脉
主动脉弓
左锁骨下动脉
腋动脉
降主动脉
肾动脉
肠系膜上动脉
生殖腺动脉
肠系膜下动脉
髂总动脉
髂内动脉
股深动脉
股动脉
足背动脉

图 2.3　人体动脉血管分布图

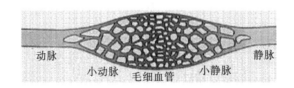

动脉　　　　小动脉　　毛细血管　　小静脉　　　　静脉

图 2.4　动脉、小动脉、小静脉和静脉之间的排列和连接示意图

除了毛细血管，其他各类血管的组成部分基本相同(图 2.5)，但是不同类型血管的各组成部分所占比例不尽相同。内膜和内皮(由单层细胞构成)是血管的最内层的组成部分；

往外是区隔内膜与中层的内弹性膜；中层是血管各组成部分中最后的一层，血管循环系统不同区域血管的中层的结构和所占的比例有很大的不同[4]；外弹性膜在中层和外膜（血管最外层）之间。平滑肌细胞存在于中膜和外膜之中。

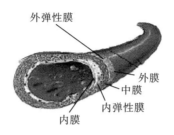

图 2.5　血管壁的解剖结构

动脉血管能够收缩是因为内外两层弹性膜是由两种纤维状蛋白（弹性蛋白和胶原蛋白）构成的。弹性蛋白能够形成高伸展性的弹性纤维和薄片结构，而胶原蛋白仅形成比弹性蛋白纤维硬约 1000 倍的纤维。胶原纤维韧性大，抗拉力强，呈波浪形，并互相交织，为血管提供强度和韧性。随着压力的增加，胶原纤维的数量越来越多，达到正常的静息长度，平滑肌收缩，动脉壁变得更硬（图 2.6）。因此，体动脉血管壁的弹性是非线性的，当舒张压在正常范围时，黏弹性的影响不大[5]。图 2.6 中还显示了杨氏模量（E）与周向应力之间的关系，当舒张压大于正常值时，周向应力将会急剧增加[6]。

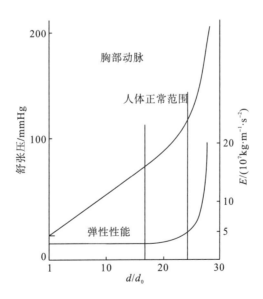

图 2.6　固定长度下胸主动脉血管的舒张压和直径之间的关系

d. 舒张压作用下的直径；d_0. 松弛状态下的直径

大动脉的中膜都较厚，所占的比例也较大，使得其弹性更好，更适用于弹性腔理论。越远离心脏的动脉血管的中膜所占的比例越小，平滑肌的层数越多，因此动脉血管的硬度也越大,它们的杨氏模量逐渐增大。有研究显示胸主动脉近端的动脉占总动脉顺应性(动脉系统的舒张能力)的 50%左右[7]。小动脉的弹性组织比动脉少,但平滑肌更多,使它们能够通过管腔的收缩或舒张来调节血流,从而对动脉的流动模式产生重要的调节作用。

从长期来看,系统循环中的血管可以经历长期的适应性改变,如壁重塑和功能性侧支循环的形成,这对于维持管腔狭窄(动脉狭窄)时的血液供应非常重要。

2.1.3 血液

血液是流动在人的血管和心脏中的一种红色不透明的黏稠液体,主要成分为血浆和血细胞。血液中含有各种营养成分,如无机盐、氧以及细胞代谢产物、激素、酶和抗体等,有营养组织、调节器官活动和防御有害物质的作用。根据 Mendel 的观点[8],从流体力学的角度来看,血液作为一个整体可以被认为是由悬浮在牛顿流体中的柔性红细胞组成。因此,血红细胞的存在使得血液是非牛顿流体,它的黏度取决于剪切速率(流体的流动速度相对圆流道半径的变化速率)。

根据已完成的人体血液实验研究,当剪切速率在 $1000 \ s^{-1}$(大多数血管的典型值)左右时,非牛顿行为变得不显著,表观黏度(血流内部阻力的总和)为 $3\sim4 \ mPa\cdot s$[9]。当剪切速率减小时,表观黏度增长缓慢,但当剪切速率小于 $1 \ s^{-1}$ 时,表观黏度急剧上升。因此,当血液流经体循环的大的动脉时,可以近似地被认为是牛顿流体(黏度为常量,不随剪切速率变化)。由于血浆中超过 90%的成分是水,并且悬浮液中的物质比体循环中动脉的直径小几个数量级,所以血液近似为均匀不可压缩的流体,一般的血液的密度为 $1050 \ kg/m^3$,黏度为 $3.5 \ mPa\cdot s$[10]。

血液的密度与水近似,但是它的黏度超过水的两倍。此外,前面的假设对于动脉之外血管中的血流无效,因为动脉之外血管中的血细胞的体积变得更大。例如在微循环的毛细血管中,血细胞占血流量的近一半(图 2.7)。因此,动脉之外血管中的血流并不能被视为牛顿流体。

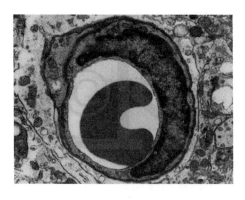

图 2.7　毛细血管的横截面和其中的血细胞

2.2　血压和脉搏波的传播

2.2.1　血压和脉搏波传播的特点

　　压力和流量(或速度)波由心室射血及其血液与可舒张动脉壁的相互作用产生。如前文所述,动脉中的血流可以被视为牛顿流体。因此,主动脉和其余的弹性动脉必须膨胀以适应由左心室在收缩期引起的动脉血容量的突然增加。动脉舒张从升主动脉开始,并且在动脉系统内传播,通过所有动脉产生内膜内压力和血流速度的连续变化。当舒张期间吸收的弹性能量被释放时,动脉从升主动脉的入口开始收缩,就这样舒张和收缩交替进行,周而复始。再次,血管的内部压力和血液速度连续变化。因此,动脉呈现有规律的跳动,称为脉搏(pulse),其产生的压力和速度的变化,可以随着压力和速度波向前移动。反向波源于前向波的反射。脉搏波相对于静止血液的传播速度被称为脉搏波波速,在升主动脉处约为5 m/s,在外周动脉增加到 30 m/s,比血液速度快一个或两个数量级,远快于血流速度的脉搏波波速,使得脉搏波具有足够的时间从升主动脉传播到外周小动脉,并在一个心动周期内多次反射回心脏。研究表明,脉搏波波速依赖于动脉壁的弹性模量,它随弹性模量的增大而增大。动脉壁的弹性还负责将不连续的左心室压力和心排血量转换为动脉系统中更平稳和平滑的压力和流量,起到了过滤波动和平滑波形的作用(图 2.8 和图 2.9)。从图 2.8 可以看出,陡峭的左心室压被转换成了一个平滑的主动脉压。从图 2.9 可以看出,由左心室(left ventricle,LV)收缩和二尖瓣关闭引起的主动脉瓣处的脉动流通过由气室表示的动脉系统的顺应性转变为更平滑的流出。左心房(left atrium,LA)在图中用储水池表示。如果假设动脉是刚性的,血压的变化将在动脉系统中的各处同时发生变化,流入血流量将始终等于流出血流量,即血流量将在心室舒张期等于零[11]。这种平滑机制称为弹性腔效应(windkessel effect)(图 2.9),它由 Hales 在 1733 年首次提出。然后 Frank 又在 1899 年把Hales 的这种想法变成了数学形式[12],其中 Frank 假设动脉中所有的血压变化是同步的,没有考虑脉搏波的传播。

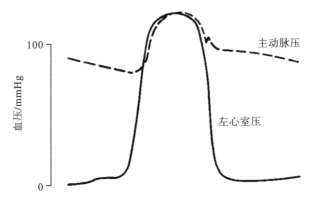

图 2.8　一个心动周期内左心室压和主动脉压的典型波形

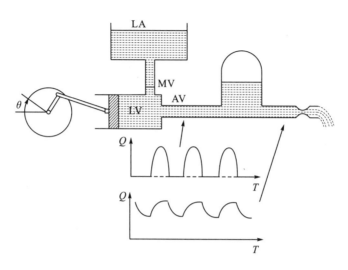

图 2.9   弹性腔效应原理示意图

注：MV，mitral valve，即二尖瓣；AV，aortic valve，即主动脉瓣。

当血液到达毛细血管床时，它的流动相对稳定、流速缓慢，这有助于血液和周围组织之间营养物质和废物的扩散交换。弹性腔效应还具有使心脏的脉动功率消耗最小化的优点。此外，它还会使得冠状动脉血流量不至于过少，这是因为舒张期期间的主动脉压保持在一个较高的值。

动脉压在最大值(收缩压)和最小值(舒张压)之间变化。脉压是收缩压和舒张压之差。压力和血流量波形取决于心脏的性能和动脉网络的特征。各处动脉压和血流量波的形状和幅度各不相同，影响动脉压和血流量波的因素有很多，例如分支点处的波反射、主动脉瓣的关闭、动脉壁的几何和弹性性质、小动脉位置的变化以及黏性衰减等。图 2.10 显示了正常情况下，动脉压和血流量波形的主要特征[13]。血压波幅度和陡度随远离心脏的距离的增加而增加，而血流量波幅度减小，波形宽度增加[13]。在升主动脉中，收缩期喷射导致压力突然升高，然后急剧下降。在舒张期观察到第二个压力峰值，形成所谓的降中峡，随后是更平滑的压力下降。当更加远离心脏时，腹主动脉和其他动脉舒张末尖峰消失。脉压随着远离心脏而增加(峰值现象)，同时平均压力逐渐降低。此外，在外周动脉血管处，初始压力更陡、更窄(波峰陡化)。还可以观察到从腹主动脉到隐动脉的第二次后波的形成。随着动脉远离心脏，血流量波的特征在于振幅和平均值的降低，这是因为分支位置处的流动分配和流量阻抗增加，波形宽度的增加和逆流减少。压力和流量波形随血管老化、血管疾病(如动脉粥样硬化)等改变。研究表明(图 2.11)，脉压随年龄的增大而增大，此外年龄的增加还会导致动脉壁弹性降低，因此也减弱了弹性腔效应对波形的平滑效果[14]。图 2.12 显示了体循环和肺循环中不同血管的平均血压。在舒张期，左心室内的压力接近于零，约 90mmHg 的压力差使得主动脉瓣关闭。在升主动脉中，平均血压约为 100mmHg，收缩压约为 120mmHg，舒张压约为 90mmHg。在小动脉中，压力急剧下降，收缩压和舒张压逐渐趋同。血液到达毛细血管时，波动较小，压力降至约 35mmHg。在毛细血管末端静脉处，压力下降到 20mmHg，但应注意的是，在这些相对短的血管中，每单位长度的血管的压降特别大。表 2.2 显示了正常情况下身体各部位的血流量估计值分布[15]，其在正常状态下的身体不同部位的值可能发生显著变化，是因为血流量可能在运动期间通过小动脉的收缩或舒张而显著变化。

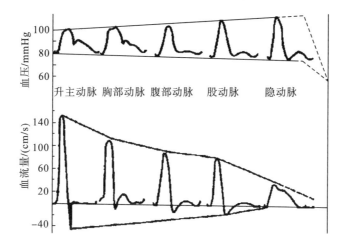

图 2.10　血压波（上）和血流量波（下）在不同血管中的变化[13]

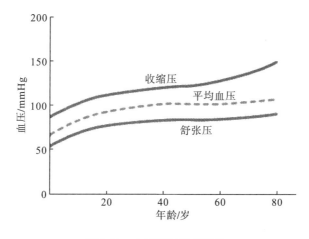

图 2.11　血压随年龄的变化

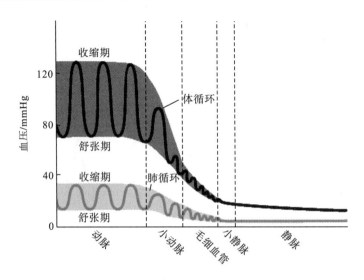

图 2.12　收缩期和舒张期动脉血压的变化

表 2.2　血流量的估计值在身体各部位的分布

身体部位	心血输出量/%
大脑	15
心肌	5
肾	25
肌肉	20
肝	15
皮肤	10
其他组织	10

2.2.2　压力波的一维波动方程及其解

为了分析动脉血管中波的传播特性，我们首先需要对血管做如下简化假设：血管为无限长薄壁弹性直圆管，纵向位移为零，血管材料符合 Hooke 定律；血液为不可压缩的均质理想(无黏性)流体；血液是静止的(没有流动)，血管中波动为轴对称小扰动，波幅较小，波长与半径相比较大。

取血管中的流体微元，如图 2.13 所示。图中，P 代表压强；u 代表流速；r 代表血管内半径；x 为轴向位置坐标。

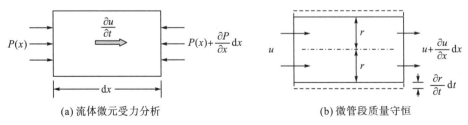

(a) 流体微元受力分析　　　　　　　　(b) 微管段质量守恒

图 2.13　流体微元中的动量平衡与质量守恒

由于假定的流体无黏性，只有压力产生的力，故作用在流体微元中流体从左指向右的力为

$$P\pi r^2 + P\frac{\partial \pi r^2}{\partial x}dx \tag{2.1}$$

作用在流体微元中流体从右指向左的力为

$$\left(P + \frac{\partial P}{\partial x}dx\right)\left[\pi r^2 + \frac{\partial \pi r^2}{\partial x}dx\right] \tag{2.2}$$

由牛顿定律 $F = ma$ 得

$$\left[P\pi r^2 + P\frac{\partial \pi r^2}{\partial x}dx\right] - \left\{\left(P + \frac{\partial P}{\partial x}dx\right)\left(\pi r^2 + \frac{\partial \pi r^2}{\partial x}dx\right)\right\} = \rho\pi r^2 dx\left[\frac{\partial u}{\partial t} + u\frac{\partial u}{\partial x}\right] \tag{2.3}$$

其中，ρ 为密度。展开式 (2.3) 并舍去高阶小项可得

$$\frac{\partial u}{\partial t} + u\frac{\partial u}{\partial x} + \frac{1}{\rho}\frac{\partial P}{\partial x} = 0 \tag{2.4}$$

式 (2.4) 反映了 x 方向的运动方程为血流惯量与压力差的平衡。

在时间 dt 间隔内流入单元动脉内的流体质量为

$$\rho u\pi r^2 dt - \left(u + \frac{\partial u}{\partial x}\right)\pi r^2 dt = -\frac{\partial u}{\partial x}\pi r^2 dx dt \tag{2.5}$$

而同一时间间隔管壁变形后所增加的流体质量是

$$\rho\pi\left(r + \frac{\partial r}{\partial t}dt\right)^2 dx - \rho\pi r^2 dx = 2\pi r\rho\frac{\partial r}{\partial t}dt dx \tag{2.6}$$

令式 (2.5) 和式 (2.6) 相等，并化简可得血管中流体力的质量守恒方程：

$$\frac{\partial u}{\partial x} = -\frac{2}{r}\frac{\partial r}{\partial t} \tag{2.7}$$

根据 Laplace 定律及 Hooke 定律，可以得出微元动脉管壁压力增量和半径的关系：

$$Eh\frac{dr}{r} = rdP \tag{2.8}$$

式中，h 为管壁厚度，故：

$$\frac{\partial r}{\partial t} = -\frac{r^2}{Eh}\frac{\partial P}{\partial t} \tag{2.9}$$

将式 (2.9) 代入式 (2.7) 得

$$\frac{\partial u}{\partial x} = \frac{2r}{Eh}\frac{\partial P}{\partial t} \tag{2.10}$$

将式 (2.4) 对 x 微分，将式 (2.10) 对 t 微分，忽略高阶项，并令两者相等，可得到著名的一维波动方程：

$$\frac{\partial^2 P}{\partial x^2} - \frac{1}{c^2}\frac{\partial^2 P}{\partial t^2} = 0 \tag{2.11}$$

式中，c 为波速：

$$c = \sqrt{\frac{Eh}{2\rho r}} \tag{2.12}$$

由于在实际中，动脉血管并不完全等同于薄壁弹性管，我们可用血管的平均周向应变（即血管壁中间的平均半径）来代替半径变化，则波速公式可以修正为

$$c = \sqrt{\frac{Eh}{2\rho\left(r + \dfrac{h}{2}\right)}} \tag{2.13}$$

为了求解波动方程的特征解，设有函数 $f(z)$，其二阶导数连续，令变数 $z = x - ct$，其中 x 为沿血管轴的坐标，t 为时间，则

$$\frac{\partial f}{\partial x} = \frac{\partial f}{\partial z}\frac{\partial z}{\partial x} = \frac{\partial f}{\partial z} \tag{2.14}$$

$$\frac{\partial f}{\partial t} = \frac{\partial f}{\partial z}\frac{\partial z}{\partial t} = -c\frac{\partial f}{\partial z} \tag{2.15}$$

$$\frac{\partial^2 f}{\partial t^2} = c^2\frac{\partial^2 f}{\partial z^2} \tag{2.16}$$

若将 $f(z)$ 看作 P，则式 (2.16) 完全等同于波动方程，所以波动方程的解是一个任意函数 $f(x - ct)$。同样也可以证明，任意函数 $g(x + ct)$ 也是一个解，所以二者是波动方程的通解。$f(x - ct)$ 代表压力波向右传播，而 $g(x + ct)$ 代表压力波向左传播(图 2.14)。

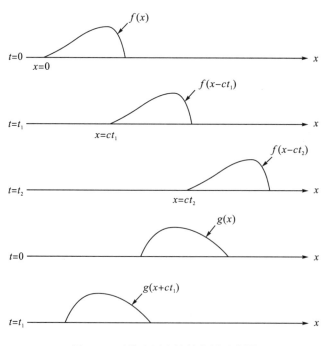

图 2.14　动脉中压力波的传播示意图

2.2.3　血液流动时波的传播

下面分析当血液为流动的定常流时压力波的传播情况。这里仍然假定血液为理想(无黏性)流体。由于无黏性，血管内流动的速度剖面应为一匀速剖面，即可设平均流速为常数 U。

当把参考坐标系设置在未受扰动的血液上时，设小扰动为 u，且 $u \ll U$，令 $V = u + U$，由流动的运动方程：

$$\frac{\partial V}{\partial t} + V \frac{\partial V}{\partial x} + \frac{1}{\rho} \frac{\partial P}{\partial x} = 0 \tag{2.17}$$

可得

$$\frac{\partial u}{\partial t} + U \frac{\partial u}{\partial x} = -\frac{1}{\rho} \frac{\partial P}{\partial x} \tag{2.18}$$

由于 $u \ll U$，可以略去 $U \dfrac{\partial u}{\partial x}$ 这一项，即

$$\frac{\partial u}{\partial t} = -\frac{1}{\rho} \frac{\partial P}{\partial x} \tag{2.19}$$

当把参考坐标系设置在流动的血液上时，设：

$$x' = x - Ut, t' = t \tag{2.20}$$

这时有

$$\begin{cases} \dfrac{\partial u}{\partial t} = \dfrac{\partial u}{\partial t'} \dfrac{\partial t'}{\partial t} + \dfrac{\partial u}{\partial x'} \dfrac{\partial x'}{\partial t} = \dfrac{\partial u}{\partial t'} - U \dfrac{\partial u}{\partial x'} \\ \dfrac{\partial u}{\partial x} = \dfrac{\partial u}{\partial t'} \dfrac{\partial t'}{\partial x} + \dfrac{\partial u}{\partial x'} \dfrac{\partial x'}{\partial x} = \dfrac{\partial u}{\partial x'} \end{cases} \tag{2.21}$$

将式(2.21)代入式(2.18)可得

$$\frac{\partial u}{\partial t'} = -\frac{1}{\rho} \frac{\partial P}{\partial x'} \tag{2.22}$$

式(2.22)与式(2.19)是完全一致的，只是坐标系不同。由此可以证明血管的压力-半径关系与坐标系的选择无关，只取决于血管的材料性质，上面讨论的波动方程也适合于血液流动时的情况。

2.2.4　波在血管分支处的传播和反射

实际中，动脉树的几何形状复杂，动脉血管长度是有限的，且具有分支，压力波在分支处的传播不同于直圆管，同时还会在分支处产生反射波。前文已经讲到在动脉中，主要的分叉结构为二叉树结构，因此只讨论如图 2.15 所示的简单分支的情况。

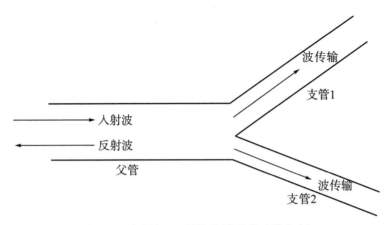

图 2.15   动脉的二叉树结构(简单的动脉分支)

在分支处，压力是单值函数，血流量也是连续的。设入射波和反射波的压力波动分别为 $\tilde{P}_I$ 和 $\tilde{P}_R$，两个分支管内的透射压力分别为 $\tilde{P}_{r1}$ 和 $\tilde{P}_{r2}$，体积流量为 $\dot{Q}$，则

$$\tilde{P}_I + \tilde{P}_R = \tilde{P}_{r1} = \tilde{P}_{r2} \tag{2.23}$$

$$\tilde{Q}_I + \tilde{Q}_R = \tilde{Q}_{r1} = \tilde{Q}_{r2} \tag{2.24}$$

由于压力波幅与波速(c)、密度(ρ)以及血流速度(u)成比例，可得出方程：

$$\dot{Q} = \pi r^2 u = \pm \frac{\pi r^2}{\rho c} \tilde{P} \tag{2.25}$$

将式(2.25)中 $\dfrac{\pi r^2}{\rho c}$ 的倒数表示为 $Z = \dfrac{\rho c}{\pi r^2}$，其被称为特征阻抗，将式(2.25)代入式(2.24)中可得

$$\frac{\tilde{P}_I - \tilde{P}_R}{Z_0} = \frac{\tilde{P}_{r1}}{Z_1} + \frac{\tilde{P}_{r2}}{Z_2} \tag{2.26}$$

其中，Z 的下标 0、1 和 2 分别表示父管、支管 1 和支管 2。

将式(2.23)同式(2.26)联立求解可得

$$\frac{\tilde{P}_R}{\tilde{P}_I} = \frac{Z_0^{-1} - Z_1^{-1} - Z_2^{-1}}{Z_0^{-1} + Z_1^{-1} + Z_2^{-1}} = R \tag{2.27}$$

$$\frac{\tilde{P}_{r1}}{\tilde{P}_I} = \frac{\tilde{P}_{r2}}{\tilde{P}_I} = \frac{2Z_0^{-1}}{Z_0^{-1} + Z_1^{-1} + Z_2^{-1}} = J \tag{2.28}$$

若令分支点的位置坐标 $x=0$，则该处入射波的压力为

$$\tilde{P}_I = P_0 f(t) \tag{2.29}$$

父管内反射波的压力为

$$\tilde{P}_R = RP_0 f\left(t + \frac{x}{c_0}\right) \tag{2.30}$$

分支管内透射波的压力则为

$$\tilde{P}_{r1} = JP_0 f\left(t - \frac{x}{c_1}\right) \tag{2.31}$$

$$\tilde{P}_{r2} = JP_0 f\left(t - \frac{x}{c_2}\right) \tag{2.32}$$

式中，P_0 为时间为 0 时的压力；c_0、c_1、c_2 分别为父管及支管 1、支管 2 内的波速。

根据式 (2.25) 和式 (2.30)，并且考虑到入射波和反射波方向的不同，可以得到父管内入射及反射作用合成的压力和流量：

$$\tilde{P} = \tilde{P}_I + \tilde{P}_R = P_0 f\left(t - \frac{x}{c_0}\right) + RP_0 f\left(t + \frac{x}{c_0}\right) \tag{2.33}$$

$$\dot{Q} = \frac{\pi r^2 P_0}{\rho c_0} f\left(t - \frac{x}{c_0}\right) + R\frac{\pi r^2 P_0}{\rho c_0} f\left(t + \frac{x}{c_0}\right) \tag{2.34}$$

大动脉中 Re（雷诺数）和 Womersley 数均远大于 1，因此血管中的边界层 δ 很薄，在边界层 δ 以外的大部分区域，血液可以被视为理想流体，本节所讨论的波的传播是大动脉血管中波的传播的一个很好的近似，不需要考虑血液黏性效应。

2.3　血流动力学

血流动力学主要探讨心脏和血管中血液的流动特征，血流动力学特征在不同的循环中存在差异，依据血流动力学特征的不同，可以把血液循环分为：①微循环，在分子水平上其中的血液悬浮液流的雷诺数 (Re) 较低；②大循环，其中血流在正常条件下可以被认为是牛顿流，在高 Re 时不稳定地流动。由于心血管系统的复杂性，为了简化，通常只对心血管系统部分建模。在大血管中，流体可以被认为是均匀的连续体。血管壁和血液的运动通常由经典力学定律描述。使用 Navier-Stokes 方程计算大血管中的血液流动情况，正如前文所述，当血管管径远大于其中流动的细胞大小时，可以很好地对其中的血液流动情况进行近似计算。

2.3.1　血流特性

由于存在壁摩擦，近壁流体流速减慢，而血管中央的流体流速加快。黏性力在边界层占主导地位，而惯性力在血管中央处作用更大。心血管系统由连续的弯曲血管和分支组成。弯曲的曲率有大有小，曲率角可达 180°（主动脉弓，颈内动脉颅内节段）。弯曲可视为循环系统最简单的基本形态。血管内腔内的流体剪切产生能量耗散，使得流动分离的几何变化 (弯曲、锥度、分支等) 增加了水头损失。弯曲、分支和汇合处的压力损耗取决于：①血管口径；②各段的流量大小；③曲率角和分支/合并角度；④壁粗糙度；⑤流体物理性质。

由质量、动量和能量平衡原理可得血流的偏微分方程：

$$\nabla u(x,t) = 0$$
$$\rho\left[u_t + u(x,t)\cdot\nabla\right]u(x,t) = f + \nabla C \tag{2.35}$$

其中，$u_t = \partial u(x,t)/\partial t$；$\rho$ 为质量密度；f 为体积力密度 (一般可忽略)；C 为应力张量。

由于血流为不可压缩流体，因此 $C = -PI + T$，其中 P 为血压，I 为单位张量，T 为附加应力张量。又因为血流为牛顿流体，因此应力张量 $T = 2\mu D$，其中 μ 为动力黏度，$D = \left[\nabla u(x,t) + \nabla u^{\mathrm{T}}(x,t)\right]/2$ 为变形速率张量。式 (2.35) 可以改写为

$$\rho\left[u_t + u(x,t)\cdot\nabla\right]u(x,t) = -\nabla P + \mu\nabla^2 u \tag{2.36}$$

血流方程的边界域由三部分构成：入口截面 τ_1；出口截面 τ_2；血管壁 τ_3。一般视血管壁为无滑动的弹性血管壁，在血管入口施加脉动流，在出口位置设血压为 0 或其他常量。

2.3.2　不同位置的血流特性

1. 心脏瓣膜的绕流特性

心脏是由四个弹性腔室（左、右心房与左、右心室）与四个瓣膜（二尖瓣、三尖瓣、主动脉瓣和肺动脉瓣）组成的。通过研究血流流过瓣膜时的流动规律可以了解心脏瓣膜的正常生理功能、预见瓣膜疾病所造成的血液流动规律的变异，并通过研究血液流过各种人造瓣膜的流动特性，为分析和设计人工心脏和人造瓣膜提供依据。

最早有人认为瓣膜的关闭是由乳头肌的主动收缩引起的，接着又有人认为是与心房肌的收缩有关，因为在二尖瓣的根部有少数起源于左心房的肌纤维，当左心房肌收缩时，这些纤维同时收缩将有助于二尖瓣的关闭。还有人通过对心脏瓣膜流体力学的研究，发现在心室收缩之前，瓣膜已全部闭合。这是由于当血液自心房流入心室时，在瓣膜的后面会形成一个很强的漩涡，正是因为这个漩涡的存在，使得瓣膜部分闭合。当心室收缩时，部分闭合的瓣膜会很快地完全闭合。因此，研究认为瓣膜的关闭与瓣膜之后的漩涡直接相关。另一种看法则是基于 Henderson 和 Johnson 的著名实验而进行深入研究后得到的，他们认为瓣膜的关闭是与血液自左心房流入左心室时的逆向压力梯度的出现直接相关的，这种看法已被广泛接受。

心脏瓣膜流体力学主要是借助于在体的观测与模型实验的方法，尽可能细致地了解血液经过瓣膜时的流动特性，在此基础上，建立合理的分析和数值计算。

2. 主动脉流

主动脉流具有典型的 Windkessel 效应，大的弹性动脉有一个阻尼效应，它可以将非连续流转化为一个连续流。从左心室喷射出的一小部分血流被传送到下游动脉网络，另外一部分被存储下来待到舒张期时注入下游的动脉网络。主动脉压力波与动脉截面积的变化有关。由于血管弯曲或分叉，在动脉树中，每个心动周期内可能存在双向的脉动流和回流的情况，比如股动脉，也有只存在正的脉动流的地方，比如颈总动脉。弯曲是血管的常见形态，血管弯曲导致血管的螺旋运动，动脉壁的运动变化将影响血流动力学。对于非零均值的正弦压力和圆形截面的直圆柱管，无量纲流量 Q 在黏弹性管中比在纯弹性管中更大，在纯弹性管中比在刚性管中更大，而壁应力没有明显的不同。

3. 微循环流

微循环的血管直径大约是 5μm 到几百微米。血液的黏滞性对于大血管中波的传播来说是次要的，但当血管直径变小时，黏性就变得重要了。在毛细血管中，红细胞排成单列，差不多填满血管，此时连续模型的假定就不再合适，需要考虑红细胞的离散特性，为此必须首先对红细胞的性质有所了解。

红细胞的力学性质是由其细胞膜和细胞内液的性质决定的。细胞内部为黏度约 6.1cP[①] 的血红蛋白溶液，由于细胞内液为牛顿流体，故细胞的弹性完全取决于细胞膜。

红细胞膜通常有三种不同的弹性特性。血细胞能经得起很大的拉伸变形是由于其剪切弹性模量较低；红细胞膜相对于面积变化的弹性模量比剪切弹性模量差不多要大 4 个数量级，而且当细胞表面积增大 2%～3% 时，细胞膜就破裂了；细胞膜在受到弯折时还具有明显的弹性刚度，这就是细胞膜表面显得很平滑并在变形不大时具有渐变曲率的原因。

毛细血管中，红细胞往往呈单列流动，而且改变了其在静态时的双凹碟形。由于血细胞变形依赖于所施加的压力梯度，可以预见，表观黏度将是速度的非线性函数。

毛细血管流的雷诺数 Re 很小（小于 0.01），因此悬浮液和红细胞的惯性效应可以忽略。血浆是牛顿流体，运动方程可以简化为

$$-\nabla P + \mu \nabla^2 u = 0 \tag{2.37}$$

假设血浆是不可压缩的，连续方程为

$$\nabla u(x,t) = 0 \tag{2.38}$$

血细胞的运动方程要求作用在每个血细胞上的净力和净力矩为零，即假设血细胞是随机漂浮的，既无重力又无惯性力作用。此外，每一个血细胞的变形必须与其周围血浆的应力和速度相容。

对于刚性颗粒，无须考虑其内应力分布，力和力矩为零足以得到问题的解。对于沿直圆轴对称的颗粒在轴对称定常流中，位于轴线上的颗粒运动速度大于平均流速，而且至少在血细胞比容低时，压力降趋于与比容呈线性关系，同时极大地依赖于颗粒直径和毛细血管直径之比。当颗粒与血管壁之间的间隙很小时，Lighthill 建立了与之相适应的润滑理论。

对于管径大于 12μm 的血管，每一截面往往至少有一个红细胞，因此血细胞之间的相互作用使流动更复杂了。研究表明，在管壁附近有一薄层，其中红细胞数目少于平均数，这是由管壁排斥，以及血细胞的横向运动导致的。在小血管中，血液流动的另一个特征是其速度剖面的中心部分比 Poiseuille 流动更为平滑。这就是说存在着部分栓塞流，其中心区域以高于整个悬浮液平均流速的速度移动。加之靠近管壁处存在血细胞减少的薄层，就使得在这样的管中，血细胞比容通常小于流出血液的容器（或大血管）内的血细胞比容，这便是出现 Fåhraeus-Lindquist 效应的原因。

对于直径超过 300μm 的血管，Fåhraeus-Lindquist 效应一般是检测不到的，这多半是由于血细胞减少的血浆层太薄，对表观黏度的影响微不足道。

---

① 1cP=10^{-3}Pa·s。

参 考 文 献

[1]Vogel S. Vital Circuits: on Pumps, Pipes, and The Workings of Circulatory Systems. New York: Oxford University Press, 1992: 135.

[2]Howard E. The physiological basis of medical practice. Academic Medicine, 1956, 31(3): 206-209.

[3]Olufsen M S. Structured tree outflow condition for blood flow in larger systemic arteries. The American Journal of Physiology, 1999, 276(1): H257-H268.

[4]Mendel D. The mechanics of the circulation. Journal of the Royal Society of Medicine, 1942, 2(4260): 248.

[5]Tardy Y, Meister J J, Perret F, et al. Non-invasive estimate of the mechanical properties of peripheral arteries from ultrasonic and photoplethysmographic measurements. Clin. Phys. Physiol. Meas., 1991, 12(1): 39-54.

[6]Nichols W W, O'Rourke M F, Vlachopoulos C. McDonald's Blood Flow in Arteries: Theoretical, Experimental and Clinical Principles. 6th ed. London: Hodder Arnold, 2011.

[7]Ioannou C V, Stergiopulos N, Katsamouris A N, et al. Hemodynamics induced after acute reduction of proximal thoracic aorta compliance. European Journal of Vascular & Endovascular Surgery, 2003, 26(2): 195-204.

[8]Caro C G, Pedlev T J, Schroter R C, et al. Mechanics of the Circulation. Cambridge: Cambridge University Press, 2012.

[9]Whitmore R L. Hemorheology and hemodynamics. Biorheology, 1963, 1(3): 201-220.

[10]Alastruey J, Parker K H, Peiró J, et al. Modelling the circle of Willis to assess the effects of anatomical variations and occlusions on cerebral flows. Journal of Biomechanics, 2007, 40(8): 1794-1805.

[11]Westerhof N, Lankhaar J W, Westerhof B E. The arterial Windkessel. Medical & Biological Engineering & Computing, 2009, 47(2): 131-141.

[12]Frank O. Pie Grundform des Arteriellen Pulses. Zeitschrift für Biologie, 1899, 37: 483-526.

[13]McDonald D A. Blood Flow in Arteries. London: Hodder Arnold, 1974: 54

[14]Avolio A P, Chen S G, Wang R P, et al. Effects of aging on changing arterial compliance and left ventricular load in a northern Chinese urban community. Circulation, 1983, 68(1): 50-58.

[15]Eckenhoff J E. Physiology and biophysics of the circulation. Anesthesiology, 1965, 26(6): 835.

第3章 心血管系统的集总参数模型的建立与仿真

本章根据心血管血流网络与电网络的等效关系,建立流体网络与电气网络各个参数之间的类比关系。根据其适用范围和研究目的,电网络模型分为不同程度的集总式模型,本章对目前几种常用的电网络模型进行总结,建立上肢动脉的集总式电网络模型,并利用数值分析和软件仿真对模型进行求解,分析相关参数对血压和血流的影响。

3.1 集总参数模型的提出

由于心脏周期性收缩和舒张,将血液以周期性脉动的形式送入动脉系统。血液在动脉中保持脉动的形式向前流动,此时动脉中的血压、血流量和血管半径等参数都将发生周期性的变化,该周期为心动周期。若心率为 N(次/分钟)或 $N/60$(次/秒),则心动周期(T)为 $60/N$。动脉中血液的脉动将以脉搏波的形式沿着动脉管传播,若脉搏波在动脉中的传播速度为 υ,则脉搏波的波长(λ)为

$$\lambda = \frac{\upsilon}{f} = \upsilon T = \upsilon \frac{60}{N} \tag{3.1}$$

根据 Moens-Korteweg 公式[1],动脉中脉搏波波速为

$$\upsilon = \sqrt{\frac{Eh}{\rho D}} \tag{3.2}$$

其中,E 为动脉的杨氏模量;h 和 D 分别为动脉壁厚度和直径;ρ 为血液密度。全身各处动脉中脉搏波的波速和波长如表 3.1 所示。

表 3.1 动脉脉搏波的波速和波长

	颈动脉	升主动脉	胸动脉	腹动脉	髂动脉	股动脉	胫动脉
脉搏波波速/(m/s)	5.78	4.67	4.65	5.38	8.06	8.71	11.96
脉搏波波长/m	4.34	3.50	3.49	4.04	6.05	6.53	8.97
动脉长度/cm	20.80	4.00	15.6	18.90	20.30	44.40	34.40

由表 3.1 可以看出,脉搏波波长远大于各动脉段的长度,所以脉搏波的波形随时间的变化远比随空间的变化明显。因此,我们可以近似地认为脉搏波波形的变化只随时间变化,

与空间位置无关。既然在血管段中脉搏波波形的变化不随位置变化，所以可以将整个动脉段看作质点，即将所考虑血管段内的血液质量都集总到一点，该点的力学参数描述了血管段的血流动力学。这种利用点代替血管段的一组参数就构成了该血管段的集总参数模型，参数一般包括血管顺应性、血液的流动惯量和黏性阻力等。

由于动脉系统是由升主动脉、主动脉弓、降主动脉、胸主动脉、腹主动脉等动脉段构成的，若将各个动脉段都看作集总参数形式，则构成了整个动脉系统的集总参数模型。

3.2 动脉段的集总参数及其与电学量的类比关系

动脉管中的血液流动满足一维管流的条件[1, 2]，其对应的连续性方程为

$$\frac{\partial A}{\partial t} + \frac{\partial Q}{\partial z} = 0 \tag{3.3}$$

运动方程为

$$\frac{\partial Q}{\partial t} + \frac{\partial}{\partial z}\left(\alpha \frac{Q^2}{A}\right) + \frac{A}{\rho}\frac{\partial P}{\partial z} + \frac{8u\eta A}{\rho r^2} = 0 \tag{3.4}$$

其中，t 代表时间；z 为动脉轴线方向；r、A、Q 和 P 分别代表圆柱形动脉的半径、横截面积、血液体积流量(后文简称血流量或血流)和血液压力；α 是动量相关系数，当为均匀速度剖面时 α 取 1；η、ρ 和 u 分别代表血液黏度、密度和迁移速度；等式左边最后一项为黏性阻力。

由式(3.3)、式(3.4)要构成完备系统，必须加入 P 与 A 之间的关系式

$$\frac{\mathrm{d}P}{\mathrm{d}A} = \frac{\upsilon^2 \rho}{A} \tag{3.5}$$

由式(3.3)和式(3.5)可得

$$\frac{A}{\rho \upsilon^2}\frac{\partial P}{\partial t} + \frac{\partial Q}{\partial z} = 0 \tag{3.6}$$

对于动脉中的血流来说，式(3.4)中的第一项为局部惯性项，其值远大于第二项(即迁移加速度项)，可以忽略第二项，并对黏性阻力项变形，则运动方程为

$$\frac{\rho}{A}\frac{\partial Q}{\partial t} = -\frac{\partial P}{\partial z} - \frac{8\pi\eta Q}{A^2} \tag{3.7}$$

3.2.1 电流与血液体积流量的类比关系

在电路中，电流强度定义为单位时间流过导体任一横截面的电量，简称电流，记作 I。在血管中，血液流动的体积流量定义为单位时间流过血管任一横截面的血液体积，简称血流量，记作 Q。

任一时刻，流入一个电路节点的电流强度之和等于流出该节点的电流强度之和，即满足电路的基本定律——基尔霍夫电流定律，其表达式为

$$\sum_{i=1}^{n} I_i = 0 \tag{3.8}$$

这里设定流入节点的电流强度为正，流出节点的电流强度为负。

若将主动脉的血管分叉处作为节点，同样存在与基尔霍夫电流定律类似的定律，那就是血液流动的血流量守恒定律。该定律可描述为流入血管分叉处的血流量之和等于流出该分叉处的血流量之和，其表达式为

$$\sum_{i=1}^{n} Q_i = 0 \tag{3.9}$$

同样，式(3.9)中设定流入节点的血流量为正，流出节点的血流量为负。

通过 I 与 Q 的比较，可得知血管中血液的体积流量可类比于电路中的电流强度。

3.2.2 电压与血液压力差的类比关系

在电路中，电压定义为电路中任意两点之间的电位差，记作 ΔU。电流从高电位的地方流向低电位的地方，电位差越大电流强度越大。电流从电源正极高电位处出发，流经各种电元器件，然后流回电源负极电位低的地方，再通过电源"提升"又从正极出来，周而复始。

在血管中，血液压力差为血管轴线上任意两点之间的压力差，记作 ΔP。血管中，血液从压力高的地方流向压力低的地方，压力差越大血流量越大。血液从心脏动脉瓣压力高的地方出发，流经大动脉、毛细血管、静脉等压力降低，然后流回心脏，再通过心脏"提升"又从动脉瓣出来，周而复始。

通过 ΔU 与 ΔP 的比较，可得知血管中血液压力差可类比于电路中的电压。

3.2.3 电阻与黏性阻力的类比关系

在电路中，电流通过电阻时会受到阻碍电荷运动的阻力，导致其两端产生电压降，该电压降 ΔU 与流过电阻的电流强度 I 的比值为电阻 R_E，即满足欧姆定律：

$$R_E = \frac{\Delta U}{I} \tag{3.10}$$

与此类似，在血管中血流通过血管段时同样会受到血液的黏性阻力，导致其两端产生压力降，该压力降 ΔP 与流过血管段的血流量 Q 的比值为血液的黏性阻力 R_B，同样应满足类似电路中欧姆定律的关系：

$$R_B = \frac{\Delta P}{Q} \tag{3.11}$$

为了分析血液黏性阻力，求出 R_B 的具体表达式，我们假定血液为定常流体，即忽略血液惯性的影响，则血流量不随时间变化，式(3.7)中第一项为零，运动方程变形为

$$-\frac{\partial P}{\partial z} = \frac{8\pi\eta Q}{A^2} \tag{3.12}$$

在[0，*l*]区间，对式(3.12)两边同时积分：

$$-\int_0^l \frac{\partial P}{\partial z}\mathrm{d}z = \int_0^l \frac{8\pi\eta Q}{A^2}\mathrm{d}z \tag{3.13}$$

式(3.13)左边和右边分别积分得

$$-\int_0^l \frac{\partial P}{\partial z}\mathrm{d}z = P\big|_{z=0} - P\big|_{z=l} = \Delta P \tag{3.14}$$

$$\int_0^l \frac{8\pi\eta Q}{A^2}\mathrm{d}z = \frac{8\pi\eta l Q}{A^2} \tag{3.15}$$

于是，得到：

$$\Delta P = \frac{8\pi\eta l}{A^2}Q \tag{3.16}$$

式(3.16)即为完全发展条件下圆管层流的泊肃叶关系式：

$$Q = \frac{\pi r^4}{8\eta l}\Delta P \tag{3.17}$$

从而可得血液的黏性阻力 R_B 的表达式：

$$R_\mathrm{B} = \frac{8\eta l}{\pi r^4} \quad \text{或} \quad R_\mathrm{B} = \frac{8\pi\eta l}{A^2} \tag{3.18}$$

其中，r、l 和 A 分别代表圆柱形血管段的半径、长度和横截面积；η 代表血液黏度。

3.2.4 电容与动脉顺应性的类比关系

电容是存储电荷的电气元件，当电容器所存储的电荷量增加或充电时，电容器两电极间的电压将升高；当电容器所存储的电荷量减少或放电时，电容器两电极间的电压将降低。电容的大小代表其存储电荷能力的强弱，电容越大存储电荷量越大，存储电荷的能力就越强。电容 C_E 等于电容器所带电荷量的变化量 $I\mathrm{d}t$ 与两电极间电压变化量 $\mathrm{d}U$ 的比值，即

$$C_\mathrm{E} = \frac{I\mathrm{d}t}{\mathrm{d}U} \tag{3.19}$$

在动脉系统中，动脉具有一定的弹性，能存储一定量的血液。当动脉存储的电荷量增加时，动脉血管中压力将升高；当动脉所存储的电荷量减少时，动脉血管中压力将降低。根据弹性腔理论，代表动脉存储血液能力强弱的物理量是动脉顺应性。动脉顺应性 C_B 定义为动脉所存储血液量的变化量 $Q\mathrm{d}t$ 与存储前后压力变化量 $\mathrm{d}P$ 的比值，即

$$C_\mathrm{B} = \frac{Q\mathrm{d}t}{\mathrm{d}P} \tag{3.20}$$

为求出动脉顺应性 C_B 的具体表达式，对式(3.6)从 0 到 *l* 进行积分：

$$\int_0^l \frac{A}{\rho\upsilon^2}\frac{\partial P}{\partial t}\mathrm{d}z = -\int_0^l \frac{\partial Q}{\partial z}\mathrm{d}z \tag{3.21}$$

设动脉段长度 *l* 远小于波长，则压力 P 不随位置变化。对式(3.21)左边积分：

$$\int_0^l \frac{A}{\rho\upsilon^2}\frac{\partial P}{\partial t}\mathrm{d}z = \frac{Al}{\rho\upsilon^2}\frac{\mathrm{d}P}{\mathrm{d}t} \tag{3.22}$$

对式(3.21)右边积分：

$$-\int_0^l \frac{\partial Q}{\partial z} \mathrm{d}z = Q\big|_{z=0} - Q\big|_{z=l} \tag{3.23}$$

从动脉段流入的血液一部分从动脉末端流出,而另一部分存储在动脉段中使得动脉段压力增大,不妨设血流量为 Q_C 的血液被存储在动脉中,则

$$Q_\mathrm{C} = Q\big|_{z=0} - Q\big|_{z=l} \tag{3.24}$$

将式(3.24)代入式(3.23),并联立式(3.21)和式(3.22),得

$$\frac{Al}{\rho v^2} = \frac{Q_\mathrm{C} \mathrm{d}t}{\mathrm{d}P} \tag{3.25}$$

将式(3.25)与式(3.20)对比,可得动脉顺应性表达式为

$$C_\mathrm{B} = \frac{Al}{\rho v^2} \tag{3.26}$$

3.2.5　电感与血液流动惯量的类比关系

在电路中,当通过电感线圈的电流发生变化时,电感线圈总会在线圈中产生感应电动势来阻碍电流的变化。电流变化越剧烈,产生的感应电动势越大,电感线圈对电流的阻碍作用就越大。电流变化率 $\frac{\mathrm{d}I}{\mathrm{d}t}$ 与感应电动势 E_I 之间的关系为

$$E_\mathrm{I} = -L_\mathrm{E} \frac{\mathrm{d}I}{\mathrm{d}t} \tag{3.27}$$

其中,L_E 为电感。由于感应电动势 E_I 与电感线圈两端电压降符号相反,即

$$\Delta U = -E_\mathrm{I} = L_\mathrm{E} \frac{\mathrm{d}I}{\mathrm{d}t} \tag{3.28}$$

所以,电感可以表示为

$$L_\mathrm{E} = \frac{\Delta U}{\dfrac{\mathrm{d}I}{\mathrm{d}t}} \tag{3.29}$$

在动脉中,当通过动脉血管的血流量发生变化时,血液的惯性总是试图保持血液原来的运动状态,所以总是阻碍血流的变化。血液惯性阻碍血流运动的过程和电感阻碍电流运动的过程很相似,通过类比可以得到血流量变化率 $\frac{\mathrm{d}Q}{\mathrm{d}t}$ 与血液压力差 ΔP 之间的关系为

$$L_\mathrm{B} = \frac{\Delta P}{\dfrac{\mathrm{d}Q}{\mathrm{d}t}} \tag{3.30}$$

式中,L_B 即为血液流动惯量。

血液流动惯量 L_B 反映了动脉段中血流量变化的难易程度,它的具体表达式可以通过运动方程式(3.7)求得。为了研究血液惯性对压力差的影响,我们忽略血液黏性阻力的影响,运动方程变为

$$\frac{\rho}{A} \frac{\partial Q}{\partial t} = -\frac{\partial P}{\partial z} \tag{3.31}$$

设动脉段长度为 l 且远小于脉搏波波长，则 Q 不随位置变化，对式(3.31)两边进行积分：

$$\int_0^l \frac{\rho}{A} \frac{\partial Q}{\partial t} dz = \frac{\rho l}{A} \frac{dQ}{dt} \tag{3.32}$$

$$-\int_0^l \frac{\partial P}{\partial z} dz = P\big|_{z=0} - P\big|_{z=l} = \Delta P \tag{3.33}$$

将式(3.32)和式(3.33)代入式(3.31)，得

$$\frac{\rho l}{A} = \frac{\Delta P}{\dfrac{dQ}{dt}} \tag{3.34}$$

通过比较式(3.30)和式(3.34)，可得血液流动惯量的表达式：

$$L_{\mathrm{B}} = \frac{\rho l}{A} \tag{3.35}$$

3.2.6 电阻抗与血液阻抗的类比关系

通过分析，可以看出动脉段中存在着与电路对应的集总参数，如表 3.2 所示。为了书写方便，本章其他小节将忽略掉集总参数的下标，将动脉段的黏性阻力、血管顺应性和血液流动惯量分别记为：R、C 和 L。

表 3.2 动脉段的集总参数及对应的电参数

血流动力学参数	电学量
血流量 Q	电流 I
压力差 ΔP	电压 ΔU
黏性阻力 $R_{\mathrm{B}} = \dfrac{8\pi\eta l}{A^2}$	电阻 R_{E}
血管顺应性 $C_{\mathrm{B}} = \dfrac{Al}{\rho \upsilon^2}$	电容 C_{E}
血液流动惯量 $L_{\mathrm{B}} = \dfrac{\rho l}{A}$	电感 L_{E}

由于动脉中血液的流动是脉动流，血管中血液压力和血流量随时间在变化，这说明血液是交变的，这相当于交流电路中电压和电流的交变情况。

在正弦稳态电路中，正弦电压的瞬时值表示式为

$$u = U_{\mathrm{M}} \sin(\omega t + \theta) \tag{3.36}$$

式中，U_{M}、ω 和 θ 是正弦电压 u 的三要素：幅值、角频率和初相位。由欧拉公式，得

$$U_{\mathrm{M}} \mathrm{e}^{\mathrm{j}(\omega t + \theta)} = U_{\mathrm{M}} \cos(\omega t + \theta) + \mathrm{j} U_{\mathrm{M}} \sin(\omega t + \theta) \tag{3.37}$$

显然正弦电压 $u = U_{\mathrm{M}} \sin(\omega t + \theta)$ 是复数 $U_{\mathrm{M}} \mathrm{e}^{\mathrm{j}(\omega t + \theta)}$ 的虚部，记为

$$u = \mathrm{Im}[U_{\mathrm{M}} \mathrm{e}^{\mathrm{j}(\omega t + \theta)}] = \mathrm{Im}[U_{\mathrm{M}} \mathrm{e}^{\mathrm{j}\theta} \mathrm{e}^{\mathrm{j}\omega t}] = \mathrm{Im}[\sqrt{2} U \mathrm{e}^{\mathrm{j}\theta} \mathrm{e}^{\mathrm{j}\omega t}] \tag{3.38}$$

式中，U 为正弦电压 u 的有效值。同理可将正弦电流记为

$$i = \text{Im}[I_M e^{j(\omega t+\theta)}] = \text{Im}[I_M e^{j\theta} e^{j\omega t}] = \text{Im}[\sqrt{2} I e^{j\theta} e^{j\omega t}] \tag{3.39}$$

交流电路中电抗 Z 的定义为电压 u 与电流 i 的比值

$$Z = \frac{u}{i} \tag{3.40}$$

根据电阻、电容和电感的定义式

$$R = \frac{u}{i}, C = \frac{i dt}{du}, L = \frac{u dt}{di} \tag{3.41}$$

可得正弦稳态电路中电抗、容抗和感抗的表达式。

$$Z_R = \frac{u}{i} = \text{Im}\left[\frac{\sqrt{2} U e^{j(\omega t+\theta)}}{\sqrt{2} I e^{j(\omega t+\theta)}}\right] = \frac{U}{I} = R \tag{3.42}$$

$$Z_C = \frac{u}{i} = \frac{u}{C\dfrac{du}{dt}} = \text{Im}\left[\frac{\sqrt{2} U e^{j(\omega t+\theta)}}{C\dfrac{d(\sqrt{2} U e^{j(\omega t+\theta)})}{dt}}\right] = \frac{1}{j\omega C} \tag{3.43}$$

$$Z_L = \frac{u}{i} = \frac{L\dfrac{di}{dt}}{i} = \text{Im}\left[\frac{L\dfrac{d(\sqrt{2} I e^{j(\omega t+\theta)})}{dt}}{\sqrt{2} I e^{j(\omega t+\theta)}}\right] = j\omega L \tag{3.44}$$

由于血管段的基本参数与电路中的基本参数具有一一对应的关系，且集总参数与压力差和血流的关系都类似于电路中的关系，所以上面的推导同样适用于血管段的电抗、容抗和感抗，所以长度为 l 血管段的血流电抗、容抗和感抗分别为

$$Z_R = R = \frac{8\pi\eta l}{A^2} \tag{3.45}$$

$$Z_C = \frac{1}{j\omega C} = \frac{\rho\upsilon^2}{j\omega Al} \tag{3.46}$$

$$Z_L = j\omega L = j\omega\frac{\rho l}{A} \tag{3.47}$$

3.3　动脉集总参数模型分类

集总参数电网络模型的建立有两种方式：一种是将动脉系统看作由几个电学元件构成，然后通过实测数据拟合出这些电学元件的参数值并建立模型，此类模型为高度集总参数电网络模型[3, 4]；另一种是将动脉看作是由多个动脉段构成的系统，然后通过动脉段的实际参数(如长度、半径等)计算出动脉段的黏性阻力、动脉顺应性和血液流动惯量，从而建立模型，此类模型为精细集总参数电网络模型[5, 6]。高度集总参数电网络模型将动脉系统高度集总为几个元件，主要是为了研究动脉系统的总体性质，如输入阻抗等[7]。精细集总参数电网络模型与动脉系统有较好的物理对应关系，所以该类模型可以用于研究动脉系统中某一动脉段的血流动力学参数，但是此类模型结构复杂，计算量较大，仿真难度相对较高。

3.3.1 高度集总参数电网络模型

高度集总参数电网络模型主要包括二元件[8]、三元件[9]、四元件[10]、五元件[11]、九元件参数模型[7]。这些模型中的元件参数是根据实测值用最小二乘法拟合得到的，通常是给出参数的初值，然后进行反复迭代，直到达到一定的精度。

1. 二元件集总参数模型

二元件集总参数模型将整个主动脉系统视为一个弹性腔，主要考虑了大动脉的顺应性 C、小动脉和毛细管的外周阻力 R，其模型如图 3.1 所示。

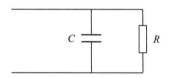

图 3.1　二元件集总参数模型

该模型主要模拟升主动脉的复阻抗，即动脉系统的输入阻抗 Z_{in}。根据电网络理论，电容和电阻并联的阻抗为

$$Z_{in} = (j\omega C + R^{-1})^{-1} \tag{3.48}$$

虽然二元件模型十分简单，但是二元件模型表现出了不同血管参数对心脏后负荷的贡献，同时它也是确定动脉顺应性 C 的基础。但是，二元件模型在中到高频段的拟合效果不太好。并且，当血液流量作为输入时，输出的压力波形也与事实不符，因此二元件模型不是一个很好的输入阻抗模型。

2. 三元件集总参数模型

Westerhof 根据波传播理论提出了三元件集总模型[9]，如图 3.2 所示。

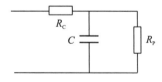

图 3.2　三元件集总参数模型

图 3.2 中，R_C 为大动脉阻力；R_P 为外周阻力；C 为动脉顺应性。该模型在一定程度上克服了上述二元件模型的缺点，复阻抗计算为

$$Z_{in} = R_C + (j\omega C + R_P^{-1})^{-1} \tag{3.49}$$

升主动脉输入阻抗曲线在低频和高频段与生理情况一致，但在中频段，不能模拟和表现阻抗模及幅角的振荡。尽管如此，由于 Westerhof 三元件模型结构简单，而且反映了低频和高频特性，所以至今仍然被人们广泛采用。

3. 四元件集总参数模型

Burattini 和 Gnudi 提出了四元件集总参数模型[10]，如图 3.3 所示。

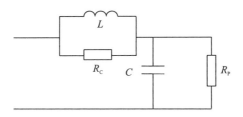

图 3.3　四元件集总参数模型

图 3.3 中，L 为血液惯性阻力；其他参数同图 3.2。该模型第一次将大动脉中血液惯性效应引入集总参数模型，其复阻抗为

$$Z_{in} = [R_C^{-1} + (j\omega L)^{-1}]^{-1} + (j\omega C + R_P^{-1})^{-1} \tag{3.50}$$

该模型低频段的模拟效果一般不太理想，只出现一次极小值。但是，在中高频段，模拟结果较好，能比较准确地反映特性阻抗。由于该模型考虑了血液惯性效应的电感 L，四个元件每个都有很明显的生理意义，因此该模型得到了一些关注。1999 年，Westerhof 对三元件模型和四元件模型作了详尽的比较，该模型才重新引起学者们的重视。

4. 五元件集总参数模型

为了克服前几种模型在中频段的缺点，Noodergraaf 提出了双弹性腔五元件集总参数模型[11]，如图 3.4 所示。

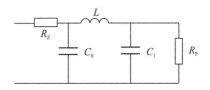

图 3.4　五元件集总参数模型

图 3.4 中，C_0 为大动脉顺应性；C_1 为外周动脉顺应性；R_Z 为大动脉阻力；L 为血液惯性阻力；R_P 为外周阻力。该模型在中频段能够出现一次极小值，但幅角在极小值对应频

率附近未穿过零点。它的复阻抗为

$$Z_{\mathrm{in}} = R_Z + \{\mathrm{j}\omega C_0 + [\mathrm{j}\omega L + (\mathrm{j}\omega C_1 + R_P^{-1})^{-1}]^{-1}\}^{-1} \tag{3.51}$$

随后，柳兆荣[2]等提出了改进的五元件集总参数模型，如图 3.5 所示。图中各参数含义同图 3.4。

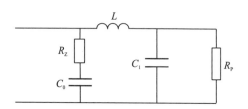

图 3.5　改进后的五元件集总参数模型

该模型将特性阻抗移至第一弹性腔内，使得阻抗模值出现了一次明显的极小值和极大值，幅角过零，而且幅角也与实验符合较好，其复阻抗为

$$Z_{\mathrm{in}}^{-1} = \left[R_Z + \mathrm{j}\omega C_0)^{-1}\right]^{-1} + \left[R_1 + \mathrm{j}\omega L_1 + (\mathrm{j}\omega C_2)^{-1}\right]^{-1} + \left[R_2 + \mathrm{j}\omega L_2 + (\mathrm{j}\omega C_2)^{-1}\right]^{-1} + R_P^{-1} \tag{3.52}$$

但是阻抗的模和相位在第一个摆动后逐渐与实验偏离，不再出现新的波动，特别是幅角仍与实验差得很远。

5. 九元件集总参数模型

为了得到与实验结果符合得很好的曲线，一些学者们不断提出了各种多元件的集总参数模型，如基于三弹性腔的九元件集总参数模型[7]，如图 3.6 所示。

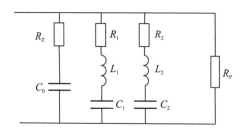

图 3.6　九元件集总参数模型

九元件集总参数模型中 C_0、C_1 和 C_2 分别是大、中和小血管的顺应性，R_Z 和 R_P 为特性阻抗的外周阻力，R_1 和 R_2 是综合了流体黏性和血管黏性的中、小血管的流阻，L_1 和 L_2 是综合了流体惯性和血管惯性的中、小血管流感。它和常用的三弹性腔模型不同之处在于它将流阻(包括特性阻抗)及流感分别在弹性腔中与流容串联，而不是与流容并联。新模型的升主动脉输入阻抗的计算公式是

$$Z_{\mathrm{in}}^{-1} = [R_Z + \mathrm{j}\omega C_0)^{-1}]^{-1} + [\mathrm{j}\omega L + (\mathrm{j}\omega C_1 + R_P^{-1})^{-1}]^{-1} \tag{3.53}$$

3.3.2　精细集总参数电网络模型

精细集总参数电网络模型考虑了动脉的分布情况,弥补了高度集总参数电网络模型的不足。它将动脉系统按生理解剖特征分为一些主要的动脉段,然后建立各动脉段的电网络模型,最后将各动脉段的电网络模型进行拼接,形成整体电网络模型。

1. 动脉段的集总参数电网络模型

我们知道动脉顺应性、黏性阻力和血流惯量等集总参数可以表示动脉段的血流动力学特征,并且这些集总参数与电学量之间有较好的对应关系。下面我们将讨论如何将动脉段的电网络模型建立出来。

由于动脉具有较好的弹性,所以血液从动脉段入口流入后,一部分血液从动脉段出口流出,而另一部分血液随动脉段体积的增大而暂存在动脉段中,即流量守恒方程和连续性方程:

$$Q_{\mathrm{in}} = Q_C + Q_{\mathrm{out}} \tag{3.54}$$

$$Q_C = C\frac{\mathrm{d}P}{\mathrm{d}t} \tag{3.55}$$

其中,Q_C 流经 C,Q_{out} 流经 L 和 R。为满足流量守恒方程和连续性方程,必须将顺应性元件 C 与 L 和 R 并联。

另外,根据运动方程(3.7),动脉段出入口的压力差是黏性阻力和血流惯量引起压力降之和:

$$\Delta P = L\frac{\mathrm{d}Q_{\mathrm{out}}}{\mathrm{d}t} + RQ_{\mathrm{out}} \tag{3.56}$$

所以,L 与 R 必须串联。

根据以上两点,我们可以得出动脉段的等效电路图如图 3.7 所示。

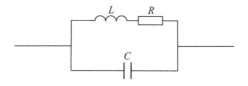

图 3.7　动脉段的集总参数模型

2. 动脉系统的动脉段分解

动脉系统由许多动脉段构成,若只考虑主要动脉对血流的影响,可以得到由主要动脉构成的动脉树。反映人体 55 段主动脉的人体动脉树模型如图 3.8 所示。只要知道动脉树中各段动脉的相关参数,即动脉段长度、动脉内半径、动脉厚度、杨氏模型、波速、外周阻抗,即可得到相应的电网络模型。

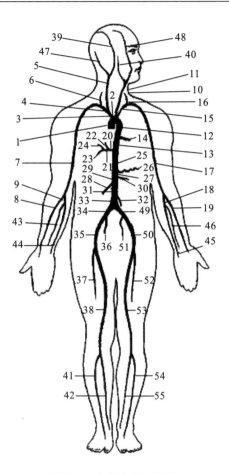

图 3.8　人体动脉树模型

注：图中各段的名称将在第 4 章中给出。

3. 动脉系统的整体模型

　　动脉树可以看作是由动脉段的串联和并联构成的，而每个动脉段又由 C、R 和 L 的串联和并联构成，所以整个动脉树是由 C、R 和 L 的串并联构成的。为了简化整体模型，可以将动脉段 C、R 和 L 的串并联由动脉段的整体阻抗 Z 表示，并且将外周阻抗考虑到末端动脉段的阻抗中。

　　血液从心脏射出，流经动脉，进入毛细血管和静脉系统，然后流回到心脏。在电网络模型中，可以将心脏视为交流电源。由于静脉系统的血压较低，可以将静脉视为零电位（即"大地"），血液流入静脉视为电路中的"接地"。动脉系统的整体电网络模型如图 3.9 所示，图中矩形代表动脉段整体阻抗 Z。

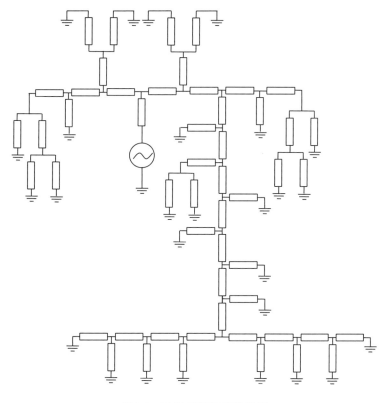

图 3.9 动脉系统的整体模型

3.3.3 闭环集总参数电网络模型

1. 心室模型

心脏通常被视为泵，是心血管系统的动力源。20 世纪 70 年代，Suga 等提出了心室的可变弹性模型。在该模型中，心室压力表示为心室弹性和心室无压力容积的函数。通过流入和流出心室的血流量来确定心室容积的变化，心室弹性为一个与心动周期同步的时变函数。该模型易于理解和实现，被广泛采用。

除可变弹性模型之外，还有其他类型的模型。Zacek 和 Krause 从心肌力学入手提出了基于 Hill 的三参数心室模型，其依据心肌力量和心肌长度变化计算出心室体积的变化从而得出心室压力的变化。Werner 等提出了基于 Hill 的模型和 Frank-Starling 效应的心脏收缩期心肌壁张力的方程，在此基础上，假设心室为球形，最终使用拉普拉斯定律得出心室压力。心脏另一种更简单的模型是使用指数方程将心排血量定义为心房压力的函数，但不可避免的心室动力学细节完全被忽略，然而，由于简洁的模型结构和明确的物理意义，该种可变弹性模型仍然很受欢迎。除了作为左心室性能描述的原始用法之外，可变弹性模型也被应用于心房动力学的模拟。Yaku 为研究心室颤动进一步扩展了可变弹性模型，该模型为正常和病变的心肌分配了不同的参数。

　　由于高度集总模型和精细集总模型只模拟了动脉传导系统，利用测量的血压和血流量波形来代替心脏作为输入，所以未涉及心脏系统输入和输出对动脉系统的影响。为了使模型形成完整的闭环系统，可将左心模型加入集总参数模型中构成左心循环系统模型，还可以将肺循环、体动脉循环等系统加入集总参数模型中，使其构成完善的心血管循环系统模型。

2. 心脏瓣膜的模型

　　正常心脏中有四个心脏瓣膜：二尖瓣、三尖瓣、主动脉瓣和肺动脉瓣。在心脏舒张期，二尖瓣和三尖瓣可以阻止血液从心室向心房回流；而在心脏收缩期间，主动脉瓣和肺动脉瓣可以阻止血液从主动脉和肺动脉进入心室。这些心脏瓣膜在压力等的各种外部影响下关闭或打开，其附近的涡流和剪切力就会作用在瓣膜表面上。虽然进行了广泛的数值和实验研究，但表征心脏瓣膜开启和关闭的基本力学特征模型的构建仍然不易。

　　将心脏瓣膜视为二极管并加上线性或非线性电阻，是一种最为简单的建模方式。这种理想化的描述忽略了心脏瓣膜动力学的更复杂的特征。研究发现心脏瓣膜在一个心动周期内共经历三个阶段：收缩期早期快速开放，收缩期中期缓慢闭合，舒张期早期快速闭合。此外，临床观察还显示二尖瓣具有回归运动，导致其在舒张早期快速闭合之前会返回到完全开放的状态。

　　很明显，实际的心脏瓣膜运动比理想二极管模型描述的简单的开放和闭合状态变化更复杂。Zacek 和 Krause 通过使用时变阻力系数的概念考虑了心脏瓣膜运动期间的阻力变化。在他们的模型中，阻力系数是瓣膜开放面积的函数，当瓣膜关闭时，阻力系数接近无穷大。Werner 等研究了瓣膜关闭时血液的反流体积，在他们的研究中，这一反流体积被称为"死区空间体积(dead space volume)"，它是瓣膜张开角度的函数，并且当瓣膜完全关闭时其值为 0。为了进一步改善气门动力学建模，Korakianitis 和 Shi 提出了一种更先进的心脏瓣膜模型，其中瓣膜动力学由常微分方程描述，该方程考虑了跨瓣膜的压力、瓣膜附近涡流和作用在瓣膜表面上的剪切力的影响。通过这一改进，该模型可以有效地模拟瓣膜的开启和关闭，其数值结果与临床测量结果吻合良好。

3. 非线性效应和外部相互作用的建模

　　虽然电类比模型已广泛用于研究心血管动力学，但应注意的是，与电力系统相反，心血管系统可以表现出非常强的非线性。这些非线性效应包括交感神经和副交感神经调节、脑和冠状循环中的自我调节、心-肺相互作用、由于环境压力引起的血管塌陷、静脉瓣的影响以及动脉中依赖于压力的血管顺应性等。

　　在身体的任何组织中，动脉压的急剧增加会导致血流立即升高。然而，在不到一分钟的时间内，大多数组织的血流量几乎都会恢复到正常水平，即使是在动脉压仍然升高的情况下也一样。血流量这种恢复到正常水平的行为被称为自动调节。与受中枢神经系统控制的神经调节相反，自动调节是局部生化过程。自动调节的详细基本机制未知，但器官的代谢需求和血管平滑肌的肌原性反应被认为是两个主要原因。自动调节对局部循环回路,包括脑、肾、肝循环中的血流有重要的影响,是这些子系统模型的必要组成部分。Lodi 和 Ursino 提出了用于模拟脑循环动力学的循环模型。基于自动调节效应的代谢需求理论,提出了一种 S 形自动调节曲线,将动脉顺应性与脑血流联系在一起,并且通过与血流相关的体积变化间接调节血管阻力。Cornelissen 等通过考虑肌原性、流动依赖性和代谢流量控制来模拟冠状动脉循环中的自身调节作用。然而,由于自律调节效应的基本机制仍在调查中,因此这些模型是在不完全假设的基础上构建出来的。

在集总模型(0D 模型)中,通常认为 R、L 和 C 的值恒定的。然而它们所代表的真实物理参数会受到血管几何形状和材料非线性的影响而表现出非线性特征。血管壁表现出非线性应力-应变曲线,这意味着顺应性 C 也是随血管内压力的变化而变化的。这些影响在 0D 模型中通常会被忽略。然而,动脉系统的直径变化相对较小(10% 的数量级)和心动周期内动脉压的变化范围决定了血管壁的应力-应变的曲线落在线性区域,这一现象使得 0D 模型的这一假设又是合理的。

为了解决上述的非线性效应,一些改进的 0D 模型被相继提出。Ursino 等使用线性压力-体积关系来模拟颈动脉脉动压的压力调节。Fogliardi 等的研究结果表明,RCR 模型中 C 为非线性或为常量对 RCR 模型的仿真结果影响不大。他们研究得出,在有明显振荡的情况下,非线性模型没有显著改善舒张期的压力波形。与之相对应的是,Li 等把动脉顺应性与压力变化的指数关系应用于三元 RCR 血管模型,并得出结论:依赖压力的顺应性可更准确地模拟主动脉波形和每搏输出量。

与其他动脉血管相比,冠脉血管所处的环境大不相同,受心肌的影响很大。对于冠状血管的模拟,Geven 等将冠状动脉毛细血管床的阻力建模为收缩期左心室压力的线性函数。Barnea 等根据主动脉压和静脉压之间的压力差以及主动脉和心室压力之间的压力差,将冠状动脉阻力建模为线性函数。Spaan 等提出了冠状动脉环的模型,其中冠状动脉和静脉的电阻在自动调节下发生改变,同时将血管造影、流动依赖性和代谢流量控制等因素添加到冠状动脉造血模型。这一模型已通过人体测量验证。

总之,有必要考虑冠状动脉血管和静脉中的血管非线性特性,但是在其他动脉中考虑这一非线性特性的必要性尚未明确。

4. 闭环系统模型举例

1)左心循环系统模型 I

左心循环系统模型采用左心脏与动脉系统进行耦合,即左心室时变弹性模型和动脉系统模型耦合,其中动脉系统模型可以用二元件或多元件集总参数模型代替。

在心脏的四房室结构中,最重要的部分是左心室,这是由于心脏作为全身血液循环泵的作用主要来自左心室的周期性收缩和舒张活动。心室的收缩功能通常用压力-容积 (P-V)曲线来描述。将心室的血压与容积关系用一个时变弹性函数 $E(t)$ 来表示,$E(t)$ 定义为心室内压和容积的比值,生理意义表示心肌的弹性。心室的时变弹性函数独立于心脏的前负荷和后负荷,因此 $E(t)$ 及其最大值被认为是定量评价心脏收缩性的金标准。$E(t)$ 又被称为时变倒电容，在相应的等效电路中，它与电容的倒数等价。时变弹性函数 $E(t)$ 由两个部分组成：$E_A(t)$ 用来表征左心室的主动收缩性，称为主动弹性；E_P 用来表征左心室充盈时心肌的被动拉伸，称为被动弹性，可看作常数。主动弹性 $E_A(t)$ 的大小可由下列方程得到：

$$t_N = \frac{t}{0.2 + 0.1555 \times T_{cycle}} \tag{3.57}$$

$$E_N(t_N) = 1.553174 \times \left[\frac{(t_N/0.7)^{1.9}}{1+(t_N/0.7)^{1.9}}\right] \times \left[\frac{1}{1+(t_N/1.173474)^{21.9}}\right] \tag{3.58}$$

$$E_A(t) = E_{max} \times E_N(t_N) \tag{3.59}$$

上述各式中，t_N 为归一化时间，$E_N(t_N)$ 是 $E_A(t)$ 的归一化函数，其余各参数的说明参见表 3.3。

表 3.3　左心循环系统模型参数

元件	物理意义	取值
R_A	主动脉瓣阻抗	0.01mmHg·s/mL
D_A	主动脉瓣	0 或 1
D_M	二尖瓣	0 或 1
R_C	主动脉特征阻抗	0.0398mmHg·s/mL
L_S	大动脉血流流感	0.001025mmHg·s^2/mL
C_S	动脉系统集总顺应性	2.896mL/mmHg
R_S	动脉系统集总阻抗	0.8738mmHg·s/mL
C_R	肺部和静脉系统集总顺应性	4.00mL/mmHg
$E_N(t_N)$	归一化左心室主动时变弹性	见式(3.58)
E_{max}	左心室主动弹性最大值	3.0mmHg/mL
$E_A(t)$	左心室主动弹性	见式(3.59)
V_D	左心室收缩末期无张力容积	5.0mL
E_P	左心室被动弹性	0.06mmHg/mL
V_O	左心室舒张末期无张力容积	15.0mL
T_{cycle}	心动周期	0.8s

当心肌梗死和心肌缺血时，E_{max} 将下降，因此利用时变弹性模型可模拟各种心衰状况。求出时变弹性后，可计算在不同容积时左心室的压力 (P_{LV}) 变化：

$$P_{LV}(t) = E_A(t)(V_{LV} - V_D) + E_P(V_{LV} - V_O) \tag{3.60}$$

式(3.60)中，各项的生理意义和取值见表 3.3。

$$P_{LV}(t) = E(t)(V_{LV} - V_D) - E_P \Delta V \tag{3.61}$$

其中，$E(t) = E_A(t) + E_P$，$\Delta V = V_O - V_D$。

左心-动脉耦合循环系统的集总参数模型如图 3.10 所示，包含左心室、左心房、动脉系统、二尖瓣和动脉瓣。模型中，左心室用一个时变倒电容 $E(t)$ 表示其时变弹性，左心

房用电容 C_R 表示其被动顺应性，动脉循环用一个四元件的 Windkessel 模型 (R_C、L_S、C_S、R_S) 表示，瓣膜用理想二极管串联线性电阻表示。模型中各变量的物理意义分别为：V_{LV} 为左心室容积；P_{LV} 为左心室压；P_{OA} 为主动脉压；P_A 为外周动脉压；P_R 为左心房压；P_F 为肢动脉血压；Q_{F1} 为动脉系统血流的直流部分；Q_{P2} 为动脉系统血液的交流部分；Q_V 为左心室血流；Q_A 为主动脉血流；Q_M 为二尖瓣血流；Q_R 为左心房血流。模型中各元件参数取值如表 3.3 所示。

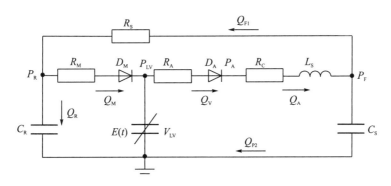

图 3.10　左心循环系统的电网络模型

根据电网络理论，选择合适的状态变量，设选取 V_{LV} 左心室容积、Q_A 主动脉血流、P_A 外周动脉压、P_R 左心房压为状态变量，根据节点电流法可求得以下四个状态方程：

$$\begin{cases} \dot{V}_{LV} = -D_A Q_A + \dfrac{D_M}{R_M} P_R - \dfrac{D_M}{R_M}[E(t)(V_{LV} - V_D) - E_P \Delta V] \\[2mm] \dot{Q}_A = -\dfrac{D_A R_A + R_C}{L_S} Q_A - \dfrac{D_A}{L_S} P_A + \dfrac{D_A}{L_A}[E(t)(V_{LV} - V_D) - E_P \Delta V] \\[2mm] \dot{P}_A = \dfrac{Q_A}{C_S} - \dfrac{P_A}{R_S C_S} + \dfrac{P_R}{R_S C_S} \\[2mm] \dot{P}_R = -\dfrac{P_A}{C_R L_S} - \left(\dfrac{1}{C_R R_S} + \dfrac{D_M}{C_R R_M}\right) + \dfrac{D_M}{R_M C_R}[E(t)(V_{LV} - V_D) - E_P \Delta V] \end{cases} \quad (3.62)$$

上述方程中的部分参数取值见表 3.3，二极管的取值根据两端电压的大小比较取 0 或 1。

2) 心血管系统模型 II

为了得到更为详细的心脏病理仿真结果，得到更为复杂的心脏电路模型，可将心脏细分为左心房、左心室、上升主动脉、下降主动脉 (包括植入其中的球囊反搏器) 和外周循环血管，并对上述相同的电路近似得到了心血管循环系统动力学模拟电路模型，如图 3.11 所示。

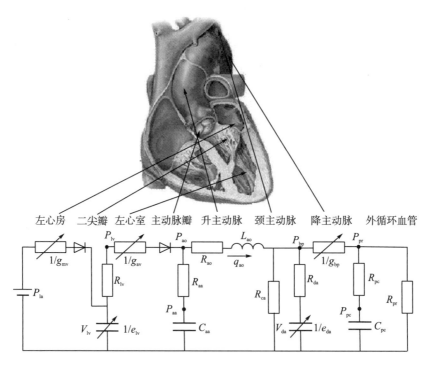

图 3.11　心血管循环系统的电网络模型

P_{la} 为左心房血压；g_{mv} 和 g_{av} 分别为二尖瓣和主动脉瓣电导；P_{lv} 和 V_{lv} 分别为左心室血压和左心室体积；R_{lv} 为左心室阻力；

P_{ao}、q_{ao}、L_{ao}、R_{ao} 分别为升主动脉的血压、血流、血液惯性阻抗、阻力；P_{aa}、C_{aa}、R_{aa} 分别为颈动脉的血压、顺应性、阻力；

P_{bp}、g_{bp}、R_{da}、V_{da} 分别为静脉系统血压、电导、阻力和体积；R_{pr}、R_{pc}、C_{pc} 为外周三元件模型，分别为外周阻力和顺应性；

P_{pr}、P_{pc} 为各点血压

　　该模型同样采用了状态空间法进行定量分析，采用二阶龙格-库塔法求解状态方程，心血管系统各部分的血压、血流和血容量值都被分别计算出来。该模型可对高血压、血管弹性减退、主动脉瓣狭窄、二尖瓣狭窄等病态，以及主动脉内球囊反搏状态下的主动脉压力、左心室压力、左心室血容量和主动脉血流的变化进行仿真，能得出主要的特征数据和波形曲线。

　　3) 心血管系统模型 III

　　根据研究的需要，通过组合血管系统、心脏和心脏瓣膜的模型，研究人员已经提出了许多 0D 综合系统模型。最简单的系统模型仅用二元件(RC)或三元件(RCR)的 Windkessel 模型描述整个心血管系统，而更全面的模型包含有多个血管段，有时还有单独表示的重要部位的分支。综合系统模型中最常见的心脏模型是可变弹性模型，最常见的心脏瓣膜模型是简单的二极管。图 3.12 显示了 Shi 和 Korakianitis 开发的典型的综合心血管系统模型。

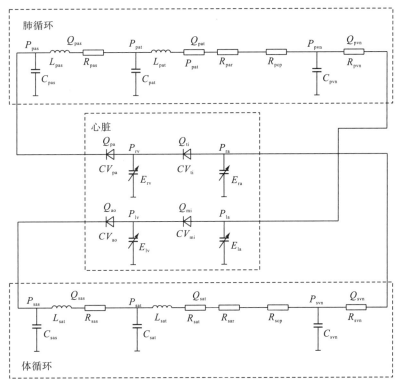

图 3.12 简单的完整心血管系统模型

sas. 主动脉根部；sat. 体动脉；sar. 体动脉；scp. 体毛细血管；svn. 体静脉；pas. 肺动脉根；

pat. 肺动脉；par. 肺小动脉；pcp. 肺毛细血管；pvn. 肺静脉；lv. 左心室；la. 左心房；

rv. 右心室；ra. 右心房；mi. 二尖瓣；ao. 主动脉瓣；ti. 三尖瓣；pa. 肺动脉瓣

0D 模型的特殊情况是对某些重要的血管子系统(如脑、冠状动脉、肾脏或下肢)的局部循环特征进行具体研究，其中通常模型可以表征复杂血流动力学的特征(自动调节效应、非线性效应等)。通常这些局部的精确模型中不包括心脏模型，以流量和/或压力直接作为边界条件。

3.4 上肢动脉的集总参数电网模型仿真

3.4.1 上肢动脉的三段式电网络模型的建立

上肢动脉在解剖学上分为肱动脉、肱深动脉、尺动脉、桡动脉、骨间动脉、掌深弓、掌浅弓等动脉。从它们所处的空间位置，可将其分为三段动脉，即肱动脉段、桡动脉段和掌动脉段。将这三段动脉分别比拟为弹性腔，建立如图 3.13 所示的电网络模型，其中 R_b、R_r，L_b、L_r，C_b、C_r 分别代表肱动脉段和桡动脉段的血流阻力、惯性和顺应性；R_{m1}、R_{m2}、C_m 表示掌动脉的血流阻力、外周阻力和顺应性。其计算公式见式(3.63)、式(3.64)和式(3.65)。

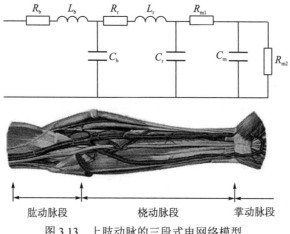

图 3.13　上肢动脉的三段式电网络模型

$$R_{\mathrm{b}} = \frac{8\eta l_{\mathrm{b}}}{\pi r_{\mathrm{b}}^{4}}, R_{\mathrm{r}} = \frac{8\eta l_{\mathrm{r}}}{\pi r_{\mathrm{r}}^{4}}, \quad R_{\mathrm{m1}} = 1.06 \times 10^{4} (\mathrm{dyn}^{①} \cdot \mathrm{s} / \mathrm{cm}^{5}), R_{\mathrm{m2}} = 4.22 \times 10^{4} (\mathrm{dyn} \cdot \mathrm{s} / \mathrm{cm}^{5}) \quad (3.63)$$

$$L_{\mathrm{b}} = c_{\mathrm{u}} \frac{\rho l_{\mathrm{b}}}{\pi r_{\mathrm{b}}^{2}}, L_{\mathrm{r}} = c_{\mathrm{u}} \frac{\rho l_{\mathrm{r}}}{\pi r_{\mathrm{r}}^{2}} (\mathrm{g} / \mathrm{cm}^{4}) \quad (3.64)$$

$$C_{\mathrm{b}} = \frac{\pi r_{\mathrm{b}} \Delta D_{\mathrm{b}} l_{\mathrm{b}}}{PP}, C_{\mathrm{r}} = \frac{\pi r_{\mathrm{r}} \Delta D_{\mathrm{r}} l_{\mathrm{r}}}{PP}, C_{\mathrm{m}} = 3.5 \times 10^{-6} (\mathrm{cm}^{5} / \mathrm{dyn}) \quad (3.65)$$

其中，η 是血液黏度（$0.035\mathrm{dyn} \cdot \mathrm{s/cm}^{2}$）；$\rho$ 是血液密度（$1.056\mathrm{g} / \mathrm{cm}^{3}$）；$r_{\mathrm{b}}$、$r_{\mathrm{r}}$ 分别是肱、桡动脉血管半径；ΔD_{b}、ΔD_{r} 分别是肱、桡动脉半径的改变量；c_{u} 是常数，取 1.33，它表明在桡动脉处的血流呈抛物线分布；l_{b}、l_{r} 分别表示部分肱动脉长度、整个桡动脉的长度，由于取的肱动脉部分只是一部分，而桡动脉是整个部分，本书近似取 l_{b}：$l_{\mathrm{r}} = 1:20$；PP 是肱动脉脉压（收缩压与舒张压的差值）；参数 C_{m}、R_{m1} 和 R_{m2} 的取值参考相关文献[12]。

3.4.2　模型的状态空间分析法求解

　　电网络的求解方法主要分为时域和频域分析两大类。由于血压波形是由基波的多个谐波叠加而成，且属于非周期性信号，采用频域分析需进行周期性假设和傅里叶变换，但是，傅里叶变换的计算量大，且非周期性信号的周期性假设处理欠妥，所以本书采用状态空间分析的时域分析法，克服频域分析的缺点。

　　在状态空间分析中，将图 3.14 所示的电网络非线性电学元件电容两端的电压和电感的电流作为状态变量，即电容 C_{b}、C_{r} 和 C_{m} 两端的电压 $U_{C_{\mathrm{b}}}$、$U_{C_{\mathrm{r}}}$ 和 $U_{C_{\mathrm{m}}}$，电感 L_{b} 和 L_{r} 中的电流 $I_{L_{\mathrm{b}}}$ 和 $I_{L_{\mathrm{r}}}$。经分析，得到电网络的状态方程组：

$$C_{\mathrm{b}} \frac{\mathrm{d}U_{C_{\mathrm{b}}}}{\mathrm{d}t} = I_{L_{\mathrm{b}}} - I_{L_{\mathrm{r}}} \quad (3.66)$$

$$C_r \frac{dU_{C_r}}{dt} = I_{L_r} - I_{R_{m1}} \tag{3.67}$$

$$C_m \frac{dU_{C_m}}{dt} = I_{R_{m1}} - I_{R_{m2}} \tag{3.68}$$

$$L_b \frac{dI_{L_b}}{dt} = U_S - U_{C_b} - R_b I_{L_b} \tag{3.69}$$

$$L_r \frac{dI_{L_r}}{dt} = U_{C_r} - U_{C_r} - R_r I_{L_r} \tag{3.70}$$

$$I_{R_{m1}} = \frac{U_{C_r} - U_{C_m}}{R_{m1}} \tag{3.71}$$

$$I_{R_{m2}} = \frac{U_{C_m} - U_v}{R_{m2}} \tag{3.72}$$

其中，$I_{R_{m1}}$ 和 $I_{R_{m2}}$ 是电阻 R_{m1} 和 R_{m2} 上的电流；U_s 为电网络左端入口电压，即肱动脉的血压信号；U_v 为静脉血压对应的电网络电压，一般设为常数 10mmHg。将式 (3.71)、式 (3.72) 代入式 (3.66)～式 (3.70) 可得电网络所满足的一阶微分方程组的矩阵形式：

$$\begin{bmatrix} \dfrac{dU_{C_b}}{dt} \\[2mm] \dfrac{dU_{C_r}}{dt} \\[2mm] \dfrac{dU_{C_m}}{dt} \\[2mm] \dfrac{dI_{L_b}}{dt} \\[2mm] \dfrac{dI_{Lr}}{dt} \end{bmatrix} = - \begin{bmatrix} 0 & 0 & 0 & \dfrac{1}{C_b} & \dfrac{1}{C_b} \\[2mm] 0 & -\dfrac{1}{C_r R_{m1}} & \dfrac{1}{C_r R_{m1}} & 0 & \dfrac{1}{C_r} \\[2mm] 0 & \dfrac{1}{C_m R_{m1}} & -\dfrac{R_{m2}+R_{m1}}{C_m R_{m1} R_{m2}} & 0 & 0 \\[2mm] -\dfrac{1}{L_b} & 0 & 0 & -\dfrac{R_b}{L_b} & 0 \\[2mm] \dfrac{1}{L_r} & -\dfrac{1}{L_r} & 0 & 0 & -\dfrac{R_r}{L_r} \end{bmatrix} \begin{bmatrix} U_{C_b} \\[2mm] U_{C_r} \\[2mm] U_{C_m} \\[2mm] I_{L_b} \\[2mm] I_{Lr} \end{bmatrix} + \begin{bmatrix} 0 \\[2mm] 0 \\[2mm] \dfrac{U_v}{C_m R_{m2}} \\[2mm] \dfrac{U_s}{L_b} \\[2mm] 0 \end{bmatrix} \tag{3.73}$$

3.4.3 基于 Simulink/SimPowerSystems 的模型求解与仿真

上肢动脉模型也可以利用 MATLAB 中的 Simulink 模块和 SimPowerSystems 模块对其进行求解和仿真。由于 SimPowerSystems 模块与常规的 Simulink 模块毕竟是两类本质不同的模块，所以，对于同时使用两类模块的仿真模型，必然会有两类模块之间的信号流动，这就需要中间接口模块。本书采用可控电压源作为中间接口模块，将 Simulink 模块的信号送入 SimPowerSystems 模块，采用电流和电压测量模块将 SimPowerSystems 模块中的信号反馈给 Simulink 模块。

人体上肢的电网络模型仿真框图如图 3.14 所示，图中示波器 2（Scope2）显示输入波形，通过工作空间模块（From Workspace）从工作空间中导入信号用作激励源，是经动脉硬化检测装置测量的左上臂的波形经离散化处理后的波形。控制电压源模块（Controlled Voltage Source）作为 Simulink 和 SimPowerSystems 模块之间的接口模块，将 Simulink 模块的信号送入 SimPowerSystems 模块。而图中电路的元器件和图 3.14 中上肢的电网络模型相对应。电压测量模块（Voltage Measurement）和电流测量模块（Current Measurement）将 SimPowerSystems 模块中的信号反馈给 Simulink 模块。电流测量模块（Current Measurement）测得的是桡动脉处的血流情况，而电压测量模块（Voltage Measurement）测得的是桡动脉压力脉搏波。

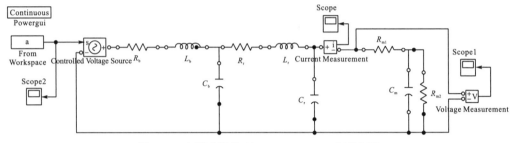

图 3.14　上肢动脉的 SimPowerSystems 仿真电路

本书建立的 Simulink/SimPowerSystems 电网络模型采用变步长的 ode45 仿真算法，仿真的相对误差限取 10^{-3}，仿真时间设置为 5s，按健康人的标准设定参数，如将人体心率设置为 75bpm[①]（即心动周期为 0.8s），仿真结果可以通过示波器显示。

3.4.4　分析与讨论

1. 信号采集

本书采用动脉硬化检测装置 BP-203RPEII 测量健康人左上臂的肱动脉血压波形和桡动脉的血压波形。血管半径、血管直径变化量和血流量波形由超声成像系统（terason ultrasound system）测得。血管长度经体表直接测量。多次测量所得临床实测数据的统计结果如表 3.4 所示。

表 3.4　实测生理数据

参　数	测量值（均值±标准偏差）
l_b /cm	1.17±0.10
l_r /cm	22.13 ±1.81
r_b /cm	0.372± 0.053
r_r /cm	0.195± 0.029
ΔD_b /cm	0.021±0.012
ΔD_r /cm	0.006±0.004
PP /mmHg	55.00±7.91

---

① bpm 即 beat per minute，指心脏每分钟跳动的次数。

将表 3.4 中各参数的均值设定为健康人的生理参数。由于血压和血流信号的采样频率不一致，需进行重采样，采样频率为 1kHz，血压信号和血流信号的周期为 0.7s，即心动周期。一个心动周期的实测肱动脉和桡动脉血压信号如图 3.15 所示。肱动脉的血压信号为电网络模型的输入信号 U_s。桡动脉的血压波形用于检验模型。

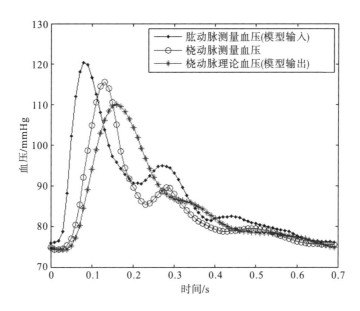

图 3.15 实测肱动脉、桡动脉和理论桡动脉血压波形

2. 正常人的血压和血流量波形的仿真

模型的求解此处采用 3.4.2 节介绍的方法(因为基于 Simulink / SimPowerSystems 的方法结果相同)，通过编程实现仿真。电网络模型的状态一阶微分方程组的求解采用四阶龙格-库塔方法。时间步长取 0.001s。各状态变量的初始值取不小于零的任意值，本例中各状态变量的初始值均取为零。将表 3.4 中的实测生理数据的平均值代入公式求出各个电网络非线性元件的参数值，并将实测肱动脉血压波形代入四阶龙格-库塔公式，经过几个周期的迭代计算后，求解达到收敛，波形趋于稳定，桡动脉血压波形和血流量波形的仿真结果如图 3.16 和图 3.17 所示。从图中可以看出，桡动脉血压波形在第二个心动周期就已基本达到稳定。仿真桡动脉血压波形与实测桡动脉血压波形比较如图 3.15 所示，通过计算得出：稳定后的仿真桡动脉血压波与实测桡动脉血压波的平均相对误差为 4.2%。桡动脉血流波的仿真结果符合实际血流量波形。

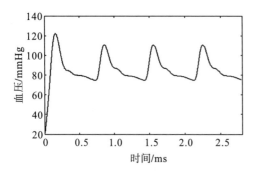

图 3.16　桡动脉血压波形的仿真结果

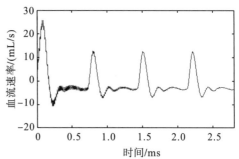

图 3.17　桡动脉血流量波形的仿真结果

3. 动脉硬化对脉搏波的影响

动脉硬化是动脉老化的重要表现，代表心血管系统的物化特征改变。动脉硬化表明血管的顺应性 C 变小，从而影响血压波形的变化。在电网络模型中，动脉硬化对应着电容 C_b、C_r 和 C_m 的值变小。将电容 C_b、C_r 和 C_m 同时设定为正常值 C 的 20%、40%、60%、80% 和 100%，然后对模型进行仿真分析。其血压波形的仿真结果如图 3.18 所示。由图可知，桡动脉血管顺应性减小时，脉搏波上升支的斜率和幅度加大，重搏波变得显著，脉压增大。另外，收缩压的位置有所提前，但波足点未出现提前。由此可知，上肢动脉的集总式电网络模型对动脉硬化的一般血流动力学规律能进行合理的仿真，但是对应动脉硬化造成的脉搏波波速增加（即波足点提前）不能有效地仿真。

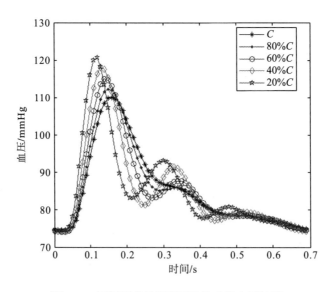

图 3.18　不同顺应性情况下的桡动脉血压波形

4. 外周阻力对脉搏波的影响

在临床上，外周血流阻力的增大是高血压的常见症状，外周阻力增加，血压增高。电

网络模型的参数 R_{m1} 和 R_{m2} 代表外周阻力，同时设定 R_{m1} 和 R_{m2} 为正常情况 R_m 下的 2 倍、3 倍、4 倍和 5 倍，其他参数保持不变，然后对模型进行仿真分析，结果如图 3.19 所示。经比较可见，外周阻力增大，脉搏波收缩压力升高，舒张压保持不变，脉压增加，脉搏波上升支的斜率和幅度加大，重搏波变得显著。峰值未出现滞后现象。从总体上看，上肢动脉的集总式电网络模型对动脉外周阻力增大造成收缩压增高进行了有效仿真，但对于反射波造成的舒张压升高未得到有效体现。

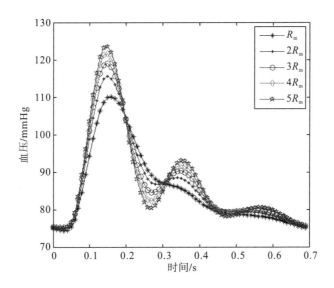

图 3.19　不同外周阻力情况下的桡动脉血压波形

3.5　本　章　小　结

本章通过流体力学方程推导了各主要参数的表达式，并与电网络相关参数进行比较，建立了类比关系，从而得到了动脉的电网络模型。

根据研究目的和适用范围，总结了几种不同集总程度的电网络模型及闭环心血管系统电网络模型。

根据弹性腔理论模型提出了人体上肢三段式电网络模型。在模型求解中，采用了状态空间法、四阶龙格-库塔算法和 Simulink/SimPowerSystems 方法进行计算。仿真结果和临床实测结果符合较好，且算法稳定，收敛快。通过改变电网络模型的参数，对常见病理情况进行了仿真，如动脉硬化和外周阻力增大等疾病，脉搏波的仿真能较为准确地反映病理的发生和严重程度，其结果与理论情况基本相符。

从仿真结果看，集总电网络模型不能有效地对脉搏波传播和反射进行仿真，所以，需要对分布式电网络模型进行研究，分析脉搏波在动脉系统中的入射和反射等传播过程。

参 考 文 献

[1]柳兆荣. 心血管流体力学. 上海: 复旦大学出版社, 1986.

[2]柳兆荣, 李惜惜. 弹性腔理论及其在心血管系统分析中的应用. 北京: 科学出版社, 1987.

[3]Avolio A. Input impedance of distributed arterial structures as used in investigations of underlying concepts in arterial haemodynamics. Medical & Biological Engineering & Computing, 2009, 47(2): 143-151.

[4]Westerhof N, Lankhaar J W, Westerhof B E. The arterial windkessel. Medical & Biological Engineering & Computing, 2009, 47(2): 131-141.

[5]Ferreira A D, Barbosa J, Cordovil I, et al. Three-section transmission-line arterial model for noninvasive assessment of vascular remodeling in primary hypertension. Biomedical Signal Processing and Control, 2009, 4(1): 2-6.

[6]Hassania K, Navidbakhsh M, Rostami M. Simulation of the cardiovascular system using equivalent electronic system. Biomedical Papers of the Medical Faculty of the University Palacky, Olomouc, Czechoslovakia, 2006, 150(1): 105-112.

[7]王庆伟, 许世雄. 心血管系统体循环输入阻抗的几种集中参数模型的比较和应用. 医用生物力学, 2003, 18(1): 6-12.

[8]Frank O. Die grundform des arteriellen pulses. Zeitschrift für Biologie, 1899, 37: 483-526.

[9]Westerhof N, Bosman F, De Vries C J, et al. Analog studies of the human systemic arterial tree. Journal of Biomechanics, 1969, 2(2): 121-143.

[10]Burattini R, Gnudi G. Computer identification of models for the arterial tree input impedance: comparison between two new simple models and first experimental results. Medical and Biological Engineering and Computing, 1982, 20(2): 134-144.

[11]Noordergraaf A. Circulatory System Dynamics. New York: Academic Press, 1978.

[12]Stergiopulos N, Young D F, Rogge T R. Computer-simulation of arterial flow with applications to arterial and aortic stenoses. Journal of Biomechanics, 1992, 25(12): 1477-1488.

第4章 人体动脉树的传输线模型的建立与仿真

集总参数模型没有考虑脉搏波的传播和反射特性，只能模拟简单的生理参数，限制了其自身的发展。为了弥补这一不足，一些学者根据实际人体动脉系统做了适当的简化，提出了一些更详细的分布式电网络模型。本章将主要介绍人体动脉树的 55 段简化模型及其传输线模型的建立和求解。

4.1　人体动脉树的 55 段简化模型

55 段大动脉组成的人体动脉树模型是研究脉搏波传播等血流动力学现象的有效模型[1-3]。该模型最初由 Westerhof 等[4]提出，经 Stergiopulos 等[5]修改，后被 Wang 等[2]完善。本书采用 Wang 等[2]的 55 段人体模型及相关参数，其结构如图 4.1 所示，各段大动脉的名称、长度、内径、杨氏模量和终端动脉的外周阻抗参数如表 4.1 所示。

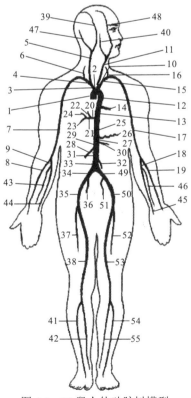

图 4.1　55 段人体动脉树模型

表 4.1　人体动脉树参数

序号 (No.)	动脉段 (arterial segment)	l/cm	r/cm	h/cm	E/(10^5 Pa)	R_0/(10^9 Pa·s·m^{-3})	R_1/(10^9 Pa·s·m^{-3})	C /(10^{-10}m^3·Pa^{-1})	R_P /(10^9Pa·s·m^{-1})
1	升主动脉 (ascending aorta)	2.0	1.48	0.163	4	—	—	—	—
2	主动脉弓 I (aortic arch I)	3.0	1.38	0.126	4	—	—	—	—
3	头臂动脉 (brachiocephalic)	3.5	0.64	0.080	4	—	—	—	—
4	右锁骨下动脉 I (r. subclavian I)	3.5	0.42	0.067	4	—	—	—	—
5	右颈总动脉 (r. carotid)	17.7	0.39	0.063	4	—	—	—	—
6	右椎动脉 (r. vertebral)	13.5	0.20	0.045	8	0.813	3.716	0.945	6.01
7	右锁骨下动脉 II (r. subclavian II)	39.8	0.32	0.067	4	—	—	—	—
8	右桡动脉 (r. radial)	22.0	0.16	0.043	8	1.894	2.445	1.073	5.28
9	右尺动脉 I (r. ulnar I)	6.7	0.22	0.046	8	—	—	—	—
10	主动脉弓 II (aortic arch II)	4.0	1.30	0.115	4	—	—	—	—
11	左颈总动脉 (l. carotid)	20.8	0.39	0.063	4	—	—	—	—
12	胸主动脉 I (thoracic aorta I)	5.5	1.19	0.110	4	—	—	—	—
13	胸主动脉 II (thoracic aorta II)	10.5	1.02	0.110	4	—	—	—	—
14	肋骨间动脉 (intercoastals)	7.3	0.30	0.049	4	0.267	0.805	4.065	1.39
15	左锁骨下动脉 I (l. subclavian I)	3.5	0.42	0.066	4	—	—	—	—
16	左椎动脉 (l. vertebral)	13.5	0.20	0.045	8	0.813	3.716	0.945	6.01
17	左锁骨下动脉 II (l. subclavian II)	39.8	0.32	0.067	4	—	—	—	—
18	左尺动脉 I (l. ulnar I)	6.7	0.22	0.046	8	—	—	—	—
19	左桡动脉 (l. radial)	22.0	0.16	0.043	8	1.894	2.445	1.073	5.28
20	腹动脉 I (celiac I)	2.0	0.33	0.064	4	—	—	—	—
21	腹动脉 II (celiac II)	2.0	0.28	0.064	4	—	—	—	—
22	肝动脉 (hepatic)	6.5	0.27	0.049	4	0.373	2.330	1.560	3.63
23	脾动脉 (splenic)	5.8	0.17	0.054	4	1.145	3.062	1.043	2.32
24	胃动脉 (gastric)	5.5	0.20	0.045	4	0.540	1.279	2.438	5.4100
25	腹主动脉 I (abdominal aorta I)	5.3	0.88	0.090	4	—	—	—	—

序号 (No.)	动脉段 (arterial segment)	l/cm	r/cm	h/cm	E/(10^5 Pa)	R_0/(10^9 Pa·s·m^{-3})	R_1/(10^9 Pa·s·m^{-3})	C /(10^{-10}m^3·Pa^{-1})	R_P /(10^9Pa·s·m^{-1})
26	肠系膜上动脉 (sup. mesenteric)	5.0	0.38	0.069	4	0.160	0.553	6.076	0.9300
27	腹主动脉 II (abdominal aorta II)	1.5	0.83	0.080	4	—	—	—	—
28	右肾动脉 (r. renal)	3.0	0.28	0.053	4	0.269	0.619	5.003	1.1300
29	腹主动脉 III (abdominal aorta III)	1.5	0.80	0.080	4	—	—	—	—
30	左肾动脉 (l. renal)	3.0	0.28	0.053	4	0.269	0.619	5.003	1.1300
31	腹主动脉 IV (abdominal aorta IV)	12.5	0.71	0.075	4	—	—	—	—
32	肠系膜下动脉 (inf. mesenteric)	3.8	0.19	0.043	4	0.716	4.413	0.825	6.8800
33	腹主动脉 V (abdominal aorta V)	8.0	0.59	0.065	4	—	—	—	—
34	右髂总动脉 (r. com. iliac)	5.8	0.39	0.060	4	—	—	—	—
35	右髂外动脉 (r. ext. iliac)	14.5	0.34	0.053	8	—	—	—	—
36	右髂内动脉 (r. int. iliac)	4.5	0.20	0.040	16	0.853	3.370	1.020	7.94
37	右深股动脉 (r. deep femoral)	11.3	0.20	0.047	8	0.665	1.920	1.695	4.77
38	右股动脉 (r. femoral)	44.3	0.30	0.050	8	—	—	—	—
39	右外颈动脉 (r. ext. carotid)	17.7	0.20	0.042	8	0.697	3.137	1.110	13.90
40	左内颈动脉 (l. int. carotid)	17.6	0.29	0.045	8	0.337	3.389	1.110	13.90
41	右胫后动脉 (r. post. tibial)	34.4	0.18	0.045	16	1.320	4.370	0.765	4.77
42	右胫前动脉 (r. ant. tibial)	32.2	0.25	0.039	16	0.528	2.014	1.695	5.59
43	右骨间动脉 (r. interosseous)	7.0	0.10	0.028	16	5.257	56.529	0.068	84.30
44	右尺动脉 II (r. ulnar II)	17.0	0.19	0.046	8	1.349	2.826	1.073	5.28
45	左尺动脉 II (l. ulnar II)	17.0	0.19	0.046	8	1.349	2.826	1.073	5.28
46	左骨间动脉 (l. interosseous)	7.0	0.10	0.028	16	5.257	56.529	0.068	84.30
47	右内颈动脉 (r. int. carotid)	17.6	0.29	0.045	8	0.337	3.389	1.110	13.90
48	左外颈动脉 (l. ext. carotid)	17.7	0.20	0.042	8	0.697	3.137	1.110	13.90

续表

序号 (No.)	动脉段 (arterial segment)	l/cm	r/cm	h/cm	E/(10^5 Pa)	R_0/(10^9 Pa·s·m^{-3})	R_1/(10^9 Pa·s·m^{-3})	C/(10^{-10}m^3·Pa^{-1})	R_P/(10^9Pa·s·m^{-1})
49	左髂总动脉 (l. com. iliac)	5.8	0.39	0.060	4	—	—	—	—
50	左髂外动脉 (l. ext. iliac)	14.5	0.34	0.053	8	—	—	—	—
51	左髂内动脉 (l. int. iliac)	4.5	0.20	0.040	16	0.853	3.370	1.020	7.94
52	左深股动脉 (l. deep femoral)	11.3	0.20	0.047	8	0.665	1.920	1.695	4.77
53	左股动脉 (l. femoral)	44.3	0.30	0.050	8	—	—	—	—
54	左胫后动脉 (l. post. tibial)	32.2	0.18	0.045	16	1.320	4.370	0.765	4.77
55	左胫前动脉 (l. ant. tibial)	34.4	0.25	0.039	16	0.528	2.014	1.695	5.59

注：l、r、h、E、R_0、R_1、C 和 R_P 分别表示动脉段长度、动脉内半径、动脉厚度、杨氏模量、三元件（R_0、R_1、C）和外周阻抗。

4.2　55段简化模型的电网络传输线模型

4.2.1　模型 I

如果将人体动脉树模型看作输电线网络[6]，则可以得到人体动脉系统的分布式输电网络模型。动脉树中的各段动脉的电路图如图 4.2 所示。

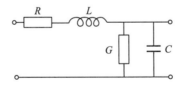

图 4.2　人体动脉树中每段动脉的电路图

由已知的动脉参数，如动脉内外半径、厚度、长度和杨氏模量等，可以计算出该段动脉的电学参数[7]，如电阻、电感和电容，其计算公式如下所示：

$$R = \frac{8\mu}{\pi r^4}, \qquad L = \frac{\rho}{\pi r^2}, \qquad C = \frac{3\pi r^2}{2Eh} \tag{4.1}$$

其中，μ 代表血液黏度；r 代表动脉内半径；h 代表动脉壁厚度；ρ 代表血液密度；E 代表动脉杨氏模量。由于动脉侧壁不存在血液侧漏，所以电导为零。

由于休息时人体心率相对比较稳定，故可以将其看作稳态输电线模型[7, 8]，则每段动脉的特征阻抗（Z_0）和传播常数（γ_0）为

$$Z_0 = \sqrt{(R + \mathrm{j}\omega L)/(G + \mathrm{j}\omega C)} \tag{4.2}$$

$$\gamma_0 = \sqrt{(R + \mathrm{j}\omega L)(G + \mathrm{j}\omega C)} \tag{4.3}$$

以某段动脉为例,设其特征阻抗和传播常数已计算出,并且该段动脉入口体积流量(即电源的电流波形)和负载阻抗(Z_L)已知,则该段的输入阻抗Z_{input}[9]为

$$Z_{\text{input}} = Z_0 \left[\frac{(Z_L - Z_0)\mathrm{e}^{-\gamma_0 l} + (Z_L + Z_0)\mathrm{e}^{+\gamma_0 l}}{(Z_L - Z_0)\mathrm{e}^{-\gamma_0 l} + (Z_L + Z_0)\mathrm{e}^{+\gamma_0 l}} \right] \tag{4.4}$$

在频域范围内,输电线的总电流I_{total}与总电压V_{total}的关系可以表示为

$$V_{\text{total}} = I_{\text{total}} Z_{\text{input}} \tag{4.5}$$

在输电线上传播的总电流和总电压可以分解为向前$(V_{f_0}、I_{f_0})$和向后$(V_{r_0}、I_{r_0})$传播的电流波和电压波,如图 4.3 所示,则上述方程可以表示为

$$V_{r_0} + V_{f_0} = (I_{r_0} - I_{f_0}) Z_{\text{input}} \tag{4.6}$$

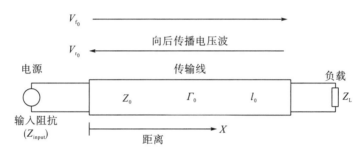

图 4.3　动脉段的输电线模型

输入端处向前和向后传播的电压波与输入电压反射系数有关:

$$V_{r_0} = V_{f_0} \left(\frac{Z_{\text{input}} - Z_0}{Z_{\text{input}} + Z_0} \right) = V_{f_0} \Gamma_{\text{input}} \tag{4.7}$$

联合式(4.6)、式(4.7),可以得到向前传播的电压波与总电压波之间的关系为

$$V_{f_0} = \frac{V_{\text{total}}}{1 + \Gamma_{\text{input}}} \tag{4.8}$$

相应地,在负载端处电压的反射系数定义为

$$\Gamma_L = \frac{Z_L - Z_0}{Z_L + Z_0} \tag{4.9}$$

因输入端和负载端的电压反射系数之间的关系可以表示为

$$\Gamma_{\text{input}} = \Gamma_L \mathrm{e}^{-2\gamma_0 l} \tag{4.10}$$

根据输电线理论可计算任何位置x处的电压和电流[10]:

$$V(x) = V_{r_0} \mathrm{e}^{-\gamma_0 x} + V_{f_0} \mathrm{e}^{+\gamma_0 x} \tag{4.11}$$

$$I(x) = \frac{V_{r_0}}{Z_0} \mathrm{e}^{-\gamma_0 x} + \frac{V_{f_0}}{Z_0} \mathrm{e}^{+\gamma_0 x} \tag{4.12}$$

若已知各动脉段的压力波(电压)的传输方式,则将各动脉段的输入和输出拼接成动脉

树，就能得到整个动脉树内各点的压力波形。

动脉树可以看作是由动脉段的串联和并联构成的，而每个动脉段又由 C、R 和 L 的串联和并联构成[11]，所以整个动脉树是由 C、R 和 L 的串并联构成的。为了简化整体模型，可以将动脉段 C、R 和 L 的串并联由动脉段的整体阻抗 Z 表示，并且将外周阻抗考虑到末端动脉段的阻抗中。

血液从心脏射出，流经动脉，进入毛细血管和静脉系统，然后流回到心脏。在电网络模型中，可以将心脏视为交流电源。由于静脉系统的血压较低，可以将静脉视为零电位（即"大地"），血液流入静脉视为电路中的"接地"[12]。动脉系统的整体电网络模型如图 4.4 所示。

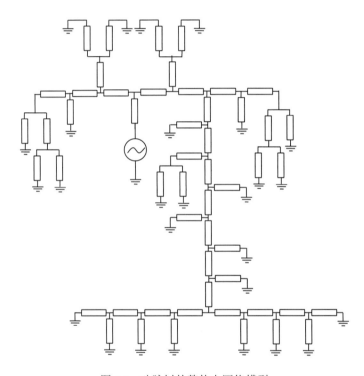

图 4.4　动脉树的整体电网络模型

4.2.2　模型 II

1. 特征阻抗和传播常数

在传输线模型中，将动脉段视为具有黏弹性和惯性的薄壁圆柱形管道的基本计算单元。通过求解该单元中血压和血流满足的 Navier-Stokes 方程[13]可求得血压和血流脉动的传播特性。

根据 Womersley[14]的推导，单个动脉段的特征阻抗 (Z_0) 和传播常数 (γ) 可表示为

$$Z_0 = \frac{\rho c_0}{\pi r^2}(1-\sigma^2)^{-1/2}(1-F_{10})^{-1/2} \tag{4.13}$$

$$\gamma = \frac{\mathrm{j}\omega}{c_0}(1-\sigma^2)^{1/2}(1-F_{10})^{-1/2} \tag{4.14}$$

其中，$\mathrm{j}=\sqrt{-1}$；ω 为角频率；$F_{10}=2J_1(\alpha\mathrm{j}^{3/2})/[\alpha\mathrm{j}^{3/2}J_0(\alpha\mathrm{j}^{3/2})]$，$J_0$ 和 J_1 为零阶和一阶贝塞尔函数，$\alpha=\sqrt{R\omega/\nu}$，$\nu$ 为血液的动黏滞度，R 为雷诺数；σ 为动脉壁的泊松比；c_0 为脉搏波波速，其定义为

$$c_0 = \sqrt{\frac{Eh}{\rho D}} \tag{4.15}$$

其中，h 为动脉壁厚；D 为动脉内直径；ρ 为血液密度，本书取 1.05 g/cm^3；E 为动脉壁的静态杨氏模量。

动脉壁可视为黏弹性材料，其运动可产生应力和位移的相位差 φ。在考虑动脉壁黏性时，波速将由 c_0 变为 $c_0\mathrm{e}^{\mathrm{j}\varphi/2}$。根据 Taylor[15] 的推导，$\varphi$ 可表示为角频率的函数：

$$\varphi = \varphi_0(1-\mathrm{e}^{-k\omega}) \tag{4.16}$$

其中，φ_0 为 φ 的渐近值。φ_0 和 k 一般分别取 15° 和 2。

将波速 $c_0\mathrm{e}^{\mathrm{j}\varphi/2}$ 代入式（4.13）和式（4.14），可得考虑动脉壁黏弹性时的特征阻抗和传播常数：

$$Z_0 = \frac{\rho c_0}{\pi r^2}(1-\sigma^2)^{-1/2}(1-F_{10})^{-1/2}\mathrm{e}^{\mathrm{j}\varphi/2} \tag{4.17}$$

$$\gamma = \frac{\mathrm{j}\omega}{c_0}(1-\sigma^2)^{1/2}(1-F_{10})^{-1/2}\mathrm{e}^{-\mathrm{j}\varphi/2} \tag{4.18}$$

2. 输入阻抗和反射系数

由定义，输入阻抗是从动脉某点看输入动脉系统的后负荷。在频域上，输入阻抗可表示为血压和血流量波形经傅里叶变换后各对应频率的比值。长度、特征阻抗和终端阻抗分别为 l、Z_0 和 Z_L 的动脉，其输入阻抗为

$$Z_{\mathrm{input}} = Z_0\left[\frac{(Z_L-Z_0)\mathrm{e}^{-\gamma l}+(Z_L+Z_0)\mathrm{e}^{\gamma l}}{(Z_0-Z_L)\mathrm{e}^{-\gamma l}+(Z_L+Z_0)\mathrm{e}^{\gamma l}}\right] \tag{4.19}$$

定义反射系数为

$$\varGamma = \frac{Z_L-Z_0}{Z_L+Z_0} \tag{4.20}$$

则输入阻抗可写为

$$Z_{\mathrm{input}} = Z_0\left[\frac{1+\varGamma\mathrm{e}^{-2\gamma l}}{1-\varGamma\mathrm{e}^{-2\gamma l}}\right] \tag{4.21}$$

在 55 段动脉模型中，动脉段的连接存在两种情况：二分叉和未分叉连接。若父动脉段后连接分叉的子动脉 1 和子动脉 2，且子动脉 1 和子动脉 2 的输入阻抗分别为 $Z_{1,\mathrm{input}}$ 和 $Z_{2,\mathrm{input}}$，则分叉时父动脉段的负载阻抗为

$$Z_{\mathrm{L}} = \frac{Z_{1,\mathrm{input}} \cdot Z_{2,\mathrm{input}}}{Z_{1,\mathrm{input}} + Z_{2,\mathrm{input}}} \qquad (4.22)$$

当父动脉段后连接为未分叉的子动脉 1，且子动脉 1 的输入阻抗为 $Z_{1,\mathrm{input}}$，则未分叉时父动脉的负载阻抗为

$$Z_{\mathrm{L}} = Z_{1,\mathrm{input}} \qquad (4.23)$$

3. 脉搏波的传播

根据传输线理论，血压和血流的脉动从动脉段的入口传播到出口可通过传播系数和反射系数计算。长度为 l 的动脉段，若入口处(近心端)的血压和血流分别为 P_{proximal} 和 Q_{proximal}，则出口处(远心端)的血压(P_{distal})和血流(Q_{distal})分别为

$$P_{\mathrm{distal}} = P_{\mathrm{proximal}}(1+\varGamma)/(\mathrm{e}^{\gamma l} + \varGamma \mathrm{e}^{-\gamma l}) \qquad (4.24)$$

$$Q_{\mathrm{distal}} = Q_{\mathrm{proximal}}(1-\varGamma)/(\mathrm{e}^{\gamma l} - \varGamma \mathrm{e}^{-\gamma l}) \qquad (4.25)$$

动脉树中任意一点的血压和血流通过该点的输入阻抗连接，即

$$P = Z_{\mathrm{input}}Q \qquad (4.26)$$

如果动脉系统的输入为血流源(或血压源)，则动脉树中任意一点的血压和血流可利用式(4.24) [或式(4.25)]和式(4.26)计算。

4.3 模型的输入阻抗递归计算及参数分析

4.3.1 输入阻抗的递归算法

输入阻抗是连接血压和血流的桥梁，通过它可以由血流计算出血压或由血压计算出血流，所以其作用十分重要。常用的输入阻抗计算方法有前向计算、反向计算和递归计算。由于前两者数据结构复杂，不利于编程实现，所以本书采用递归计算[10, 16]。

递归计算从升主动脉开始，首先计算其特征阻抗，然后计算其终端阻抗。由于终端阻抗的计算需计算后续动脉段的输入阻抗，而后续动脉段的输入阻抗的计算又需要首先计算自身的特征阻抗，然后计算其终端阻抗。由于终端可能存在动脉分叉，所以各个分支需要分别采用相同的方式进行计算。如此反复，当计算到达动脉树的分支末端时，计算分支末端的三元件模型终端阻抗，最后反向考虑动脉树中串并联分支的情况，利用式(4.22)和式(4.23)的计算方法反向计算负载阻抗。如此反复，直至反向计算到达升主动脉为止。

输入阻抗的递归计算算法如下：

第一步：将动脉树中各个动脉段的几何参数存储在参数矩阵中。

第二步：将动脉树中动脉段的前后关系存储在单向数据链表中，如表 4.2 所示。

第三步：设定一角频率，建立一个输入阻抗子程序，子程序的输入为动脉段号，输出为输入阻抗。调用子程序，输入为 1。子程序内根据输入的动脉段号和式(4.17)、式(4.18)

计算其动脉段的特征阻抗和传播常数,并从数据链表中提取该动脉段的远端相邻动脉的段号和段数 N。

第四步:判断段数是否为 1 且段号为 0,是则根据式(4.19)计算输入阻抗,返回输入阻抗值;否则说明动脉与其他动脉段相连,进入第五步。

第五步:采用循环方式计算该动脉的远端相邻动脉段的输入阻抗,循环数取段数 N,循环体内调用输入阻抗子程序,子程序的输入为这 N 段动脉的段号。然后,将这些输入阻抗以并联方式计算出负载阻抗,最后将负载阻抗与特征阻抗串联,根据式(4.19)计算输入阻抗,返回输入阻抗值。

第六步:取其他角频率,重复第三、第四和第五步,计算出不同角频率的输入阻抗。

表 4.2　动脉树的单向数据链表

动脉段号	远端相邻动脉段号	动脉段号	远端相邻动脉段号	动脉段号	远端相邻动脉段号
1	2,3	20	21,22	39	0
2	10,11	21	23,24	40	0
3	4,5	22	0	41	0
4	6,7	23	0	42	0
5	39,47	24	0	43	0
6	0	25	26,27	44	0
7	8,9	26	0	45	0
8	0	27	29,30	46	0
9	43,44	28	0	47	0
10	12,15	29	28,31	48	0
11	40,48	30	0	49	50,51
12	13,14	31	32,33	50	52,53
13	20,25	32	0	51	0
14	0	33	34,49	52	0
15	16,17	34	35,36	53	54,55
16	0	35	37,38	54	0
17	18,19	36	0	55	0
18	45,46	37	0		
19	0	38	41,42		

4.3.2　正常情况下动脉树的输入阻抗

人体动脉树在正常情况下的参数见参考文献[10]。递归计算中,角频率的步长为 0.1Hz,范围为 0~10Hz。递归计算始于升主动脉 1,遍历所有动脉段后,终止于升主动脉,返回动脉树的输入阻抗。输入阻抗的模和相位如图 4.5 所示。由图可得:递归计算的输入阻抗的模从零频开始迅速下降，在 3.5Hz 附近达到极小值，然后出现小的波动，最后趋于恒定值，即大动脉特征阻抗；相位从零频的 0 值开始迅速下降，在 1Hz 附近达到极小负值，然后上升并在模出现极小值的频率下通过零点，最后在 0 相位附近振荡并趋于渐近值 0。

　　为了进行比较，图 4.5 中绘出了 1980 年 Avolio[17]提出的反向计算、2004 年 John[18]提出的正向计算和实际测量的结果。通过比较可得：递归计算的计算结果与正向和反向计算结果符合较好，与实测结果基本保持一致。

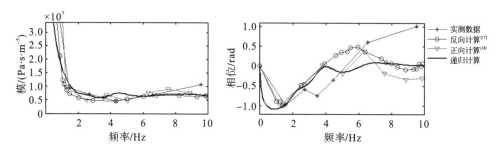

图 4.5　正常情况下动脉树的输入阻抗

4.3.3　动脉顺应性和外周阻力对动脉树输入阻抗的影响

　　动脉顺应性体现了动脉的储血能力，是动脉的重要动力学参数之一。动脉顺应性主要是针对储血能力较强的主动脉和大动脉而言，小动脉和毛细血管的储血能力有限，此处不考虑其顺应性。动脉硬化意味着动脉顺应性下降。图 4.6 为不同杨氏弹性模量下动脉树的输入阻抗，55 段动脉的杨氏弹性模量 E 分别取正常情况下杨氏模量 E_0 的 50%、100%、200%、300%、400%。由图 4.6 可知：随着 E 的逐渐增加，输入阻抗的模向右上方移动，并且模和相位伴随着高频方向上的拉伸，极小值向高频移动，由此说明脉搏波波速变大，反射波靠前，脉压将升高。

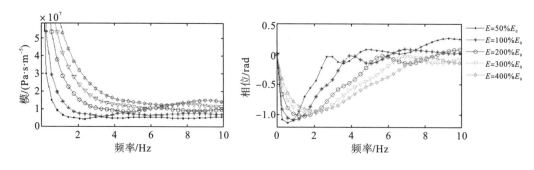

图 4.6　不同杨氏弹性模量下动脉树的输入阻抗

　　由于动脉硬化一般发生在整个心血管系统，包括小动脉和毛细血管。为了考虑小动脉和毛细血管硬化对输入阻抗的影响，本书通过提高外周阻力进行模拟。图 4.7 为外周阻力 R_P 分别取正常情况下外周阻力（R_{P0}）的 50%、100%、200%、300%、400%时的动脉树输入阻抗，由图可知：随着外周阻力的增加，低频段(2Hz以下)的输入阻抗模值逐渐增大、相位极小值变低，高频段的模和相位变化均不明显，由此说明外周阻力的增加会增大升主动脉的平均血压，但对脉搏波波形的影响不大。

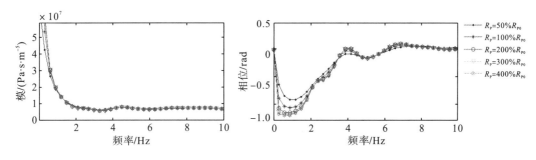

图 4.7　不同外周阻力下动脉树的输入阻抗

4.3.4　动脉几何参数对输入阻抗的影响

动脉的几何参数主要包括动脉长度、内径和动脉壁厚度。为了分析不同人体尺度对动脉树输入阻抗的影响，分别取正常情况下长度 l_0、半径 r_0 和壁厚 h_0 的 60%、80%、100%、120%、140%进行对比分析，即改变其中一个参数，保持其他参数不变，包括杨氏模量 E_0 和外周阻力 R_{P0}。图 4.8、图 4.9 和图 4.10 分别为不同动脉长度、内径和壁厚下动脉树升主动脉处的输入阻抗。

由图 4.8 可知：随着动脉长度的增加，输入阻抗的模和相位均向低频压缩，由此可得脉压将逐渐减小；由于低频相位变化起伏逐渐增大，所以对于同一心脏的输出血流量波形，升主动脉的脉搏波波形将逐渐变得复杂。

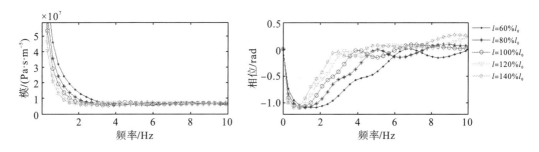

图 4.8　不同动脉长度下动脉树的输入阻抗

由图 4.9 可知：当动脉内径增大时，输入阻抗的模向左下方移动且移动幅度逐渐减小，但横向拉伸不明显，输入阻抗的相位向低频方向压缩，且振荡越来越剧烈。由此可得：升主动脉的脉压将随内径增加迅速减小；对于同一心脏的输出血流量波形，波形将变得尤为复杂。

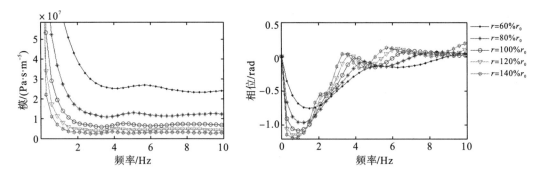

图 4.9　不同动脉内径下动脉树的输入阻抗

由图 4.10 可知：动脉壁厚度逐渐增加和图 4.6 中杨氏弹性模量逐渐增加时输入阻抗的变化规律是一致的。由式(4.15)可以得到相同的结果。

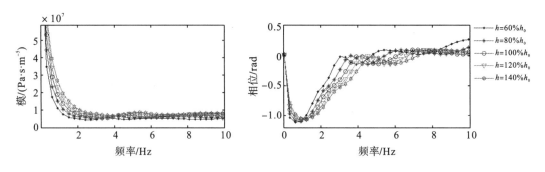

图 4.10　不同动脉壁厚度下动脉树的输入阻抗

比较图 4.8、图 4.9 和图 4.10 可得：动脉内径对输入阻抗的模的影响最大，动脉长度次之，动脉壁厚对其影响最小；动脉内径和动脉长度对输入阻抗的相位的影响均较大，而动脉壁厚对其影响次之。

4.3.5　分析与讨论

本节根据 55 段人体动脉树的生理结构建立了单向数据链表，该链表只需设定动脉段段号，不需要额外人工确定动脉为第几代子动脉和设定节点号，所以建立起来更简便、更直观。另外，该链表修改起来更加灵活，因为在动脉树中增加和删减动脉段(如研究动脉狭窄、闭塞、移植和截肢等)时只需修改链表个别数据即可，无须修改整个链表。在建立此链表的基础上，通过设定 55 段人体动脉树的外周阻力，采用递归算法计算升主动脉处的输入阻抗，避免人为设定反射系数引入误差或错误。该递归算法只需指定一个动脉段号，便可实现该动脉输入阻抗的自上而下再由下而上的自动递归计算，所以该递归算法还可用于计算颈动脉、降主动脉、肺动脉等的输入阻抗。该方法的计算结果与其他模型结果和实测生理数据相一致，验证了结合电网络模型和递归算法计算输入阻抗的有效性。

在提出模型和计算方法的基础上，重点讨论了动脉顺应性、外周阻力、动脉长度、动脉内径和动脉壁厚度对动脉树输入阻抗的影响。分析结果表明在各参数变化相同百分比的情况下，动脉内径、动脉长度、动脉壁厚、杨氏模量和外周阻力对输入阻抗的影响依次减小，并且不同因素对输入阻抗的模和相位的影响有较大不同，呈现各自独有的特征。由此可知，输入阻抗能有效地反映动脉树的血流动力学参数变化，是人体动脉树生理病理诊断的重要辅助参考。因此，通过电网络模型的辅助分析，有助于了解特定病例输入阻抗变化的内在原因。

为简化输入阻抗分析中各因素之间的相互影响，采用了改变单一因素固定其他因素的方法进行比较性研究。但是，通常情况下这些因素是相互影响的，如动脉粥样硬化情况下动脉内径、壁厚、杨氏模量等参数都在变化，所以分析多因素同时变化对动脉树输入阻抗的影响是需要进一步研究的课题。除此之外，动脉树的电网络模型结构对输入阻抗的计算起着重要作用，所以建立更为合理的电网络模型需要进一步深入研究。

4.4　模型中脉搏波传播的求解与仿真

4.4.1　模型的输入

左心室射血进入升主动脉，为体动脉树提供血液和动力。左心室通常被视为血流源或血压源。考虑到血压源受后负荷影响较大，所以本书将左心室当作典型的血流源，其波形如图 4.11 所示。该血流源的周期为 0.8s，即心率为每分钟 75 次。一个周期中，收缩期占时 30%，舒张期为 70%。射血峰值达 620mL/s。

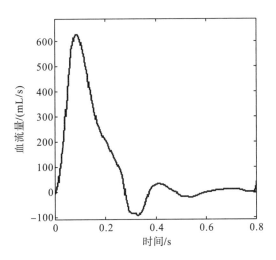

图 4.11　动脉树的升主动脉的体积流率波形

4.4.2 正常动脉树中各点血压和血流量波形的计算

由于所有计算均在频域范围内进行，为了使波形不产生畸变，先对输入血流量波形进行周期延拓。然后对其进行傅里叶变换，并与升主动脉的输入阻抗相乘得到升主动脉处的血压频谱，通过反傅里叶变换得到血压波形。

动脉树中各点的血压或血流量波形，可以采用式(4.24)或式(4.25)逐段计算出其频域特征，然后采用反傅里叶变换得到血压或血流量波形。单段动脉中间各点的血压和血流量波形采用二维三次样条插值的方法近似计算。图 4.12 和图 4.13 为正常情况下升主动脉到胫动脉的血压和血流量波形的分布图。从图中可以清晰地看到各点脉搏波波形和脉搏波在各点的传播过程。

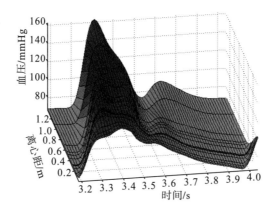

图 4.12　正常情况下升主动脉到胫动脉的血压波形

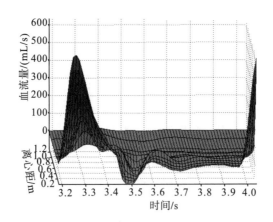

图 4.13　正常情况下升主动脉到胫动脉的血流量波形

4.4.3　身高对脉搏波的影响

为分析不同身高对全身动脉血压波形的影响,在其他因素保持不变的情况下,对所有动脉长度减少 20%和增加 20%,仿真结果如图 4.14 所示。由图 4.14(a) 可得:外周动脉到升主动脉的收缩压都有不同程度的升高,升主动脉的升高幅度尤为明显,这是身高减少使得反射波提前返回,与收缩期血压峰相叠加造成的;由图 4.14(b) 得到的结果刚好相反,这是身高增加使得反射波推迟返回,与收缩期血压峰相分离造成的。对比图 4.14(a)、(b)中胫动脉波足点的时间可得到该结论。

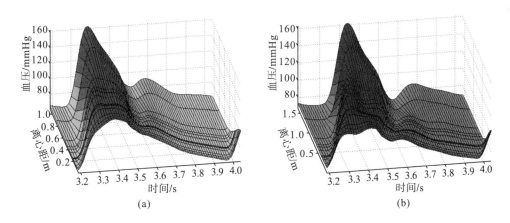

图 4.14　(a)身高减少 20%和(b)增加 20%时升主动脉到胫动脉的血压波形

4.4.4　心率对脉搏波的影响

为分析心率变化对全身动脉血压的影响,在其他因素保持不变的情况下,对模型的输入血流源的周期分别增加 20%和减少 20%进行仿真,计算结果如图 4.15 所示。从图中可得,图 4.15(a)波形整体有一定幅度的增高,但舒张压比收缩压增加更为明显,脉压减小;图 4.15(b)中的变化情况刚好相反。这可以解释为:当心率加快时,心舒期明显缩短,在心舒期流至外周的血液减少,主动脉内存留的血量增多,致使舒张压升高。由于动脉血压升高可使血流速度加快,因此在心缩期内可有较多的血液流至外周,收缩压升高的程度较小,脉压减小。相反,心率减慢时,舒张压降低的幅度比收缩压降低的幅度大,故脉压增大。

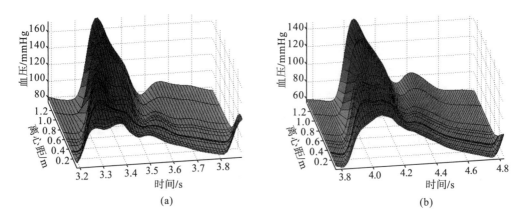

图 4.15　(a)心率增加 20%和(b)减少 20%时升主动脉到胫动脉的血压波形

4.4.5　每搏输出量对脉搏波的影响

为分析射血功能对全身动脉血压的影响，在其他因素保持不变的情况下，对模型的输入血流量波形分别增加 20%和减少 20%进行仿真分析，结果如图 4.16 所示。由图可知：图 4.16(a)中波形整体上有较大幅度的抬高，收缩压增高幅度比舒张压大，脉压增加；图 4.16(b)中波形整体上有较大幅度的降低，收缩压降低幅度比舒张压大，脉压减小。该结果与实际情况相符：当每搏输出量增加时，心缩期射入主动脉的血量增加，对管壁的侧压力增大，收缩压会明显增高，而舒张压升高的程度较小，脉压增大；反之，当每搏输出量减少时，则主要使收缩压降低，脉压减小。

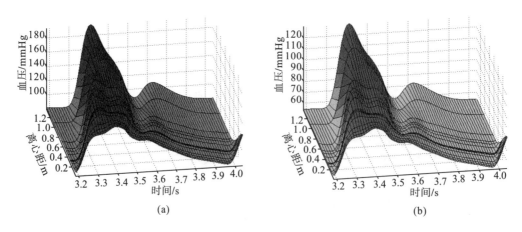

图 4.16　(a)每搏量增加 20%和(b)减少 20%时升主动脉到胫动脉的血压波形

4.4.6　动脉内径对脉搏波的影响

为分析动脉内径对脉搏波的影响，在其他因素保持不变的情况下，分别对动脉内径增加 20%和减小 20%进行仿真分析，计算结果如图 4.17 所示。由图可得：当动脉内径增加时，收缩压降低，舒张压提高，脉压减小；当动脉内径减小时，收缩压提高，舒张压降低，脉压增加。这是动脉内径的改变使得波速发生改变，从而导致反射波提前或推迟返回，与收缩期血压峰相叠加或分离造成的。

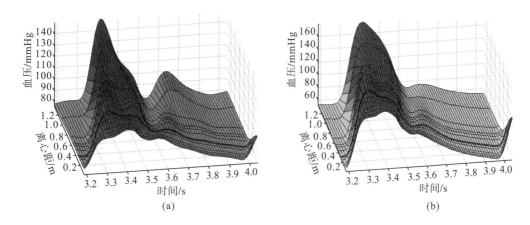

图 4.17　(a)内径增加 20%和(b)减小 20%时升主动脉到胫动脉的血压波形

4.4.7　动脉壁厚对脉搏波的影响

为分析动脉壁厚对脉搏波的影响，在其他因素保持不变的情况下，分别对动脉壁厚增加 20%和减小 20%进行仿真分析，计算结果如图 4.18 所示。由图可得：当动脉壁厚增加时，收缩压提高，舒张压降低，脉压增加；当动脉壁厚减小时，收缩压降低，舒张压提高，脉压减小。和动脉内径一样，这也是由动脉壁厚影响脉搏波波速造成的。但是，整体变化幅度较图 4.18 要小。这说明动脉内径对脉搏波的影响较动脉壁厚大。

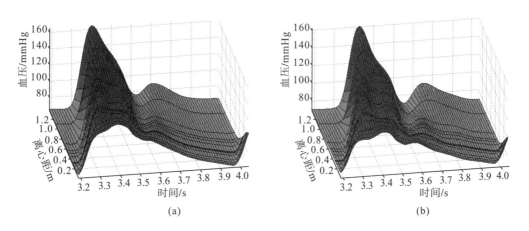

图 4.18　(a)壁厚增加 20%和(b)减小 20%时升主动脉到胫动脉的血压波形

4.4.8　分析与讨论

对身高、心率、每搏输出量、动脉内径和壁厚等不同生理参数变化对脉搏波的影响进行数值仿真,结果表明不同参数表现的影响特征各有不同且与一般生理规律相符。

本节主要讨论了单个参数对脉搏波的影响,该模型和计算方法具有较好的扩展性,可以用于分析多参数同时变化对脉搏波的影响。因为,实际的个体差异性往往体现在多个方面,例如,血管重构一般表现为血管杨氏模量的增加或血管几何参数改变,如动脉壁壁厚增加和内径减小等。高血压体现在每搏量、动脉内径、动脉弹性等参数的变化上。为分析这些心血管疾病对脉搏波的影响,可以利用该模型和计算方法进行多参数同时变化的仿真分析。

4.5　本　章　小　结

本章建立了 55 段人体动脉树的分布式电网络模型,提出了表达动脉树结构的数据链表和求解模型的递归算法,分析了输入阻抗和脉搏波传播的一般规律和影响因素。

通过分析动脉顺应性、外周阻力、动脉长度、动脉内径和动脉壁厚度对动脉树输入阻抗的影响,得出结论:不同因素对输入阻抗的模和相位的影响有较大不同,呈现各自独有的特征,由此说明输入阻抗能有效地反映动脉树的血流动力学参数变化,是人体动脉树生理病理诊断的重要辅助参考。因此,通过电网络模型的辅助分析,有助于了解特定病例输入阻抗变化的内在原因。

通过模拟仿真脉搏波的传播过程及其不同参数对其影响的一般规律,得出结论:不同参数对脉搏波的影响规律明显且各有不同,与一般生理规律相符。这说明分布式电网络模型能有效模拟脉搏波的传播过程。

目前,该模型主要用于研究简化后的 55 段人体动脉树模型,为使其更加接近实际,需要增加模型的复杂度,使其接近人体动脉树结构。另外,超声成像、核磁共振成像、计算机断层扫描和数字减影血管造影等检测技术不断发展,将为我们提供丰富的心血管参数,这将推动心血管系统仿真向实际应用发展,使其成为一种辅助心血管系统生理和病理诊断的分析方法。

参 考 文 献

[1]Mohiuddin M W, Laine G A, Quick C M. Increase in pulse wavelength causes the systemic arterial tree to degenerate into a classical windkessel. American Journal of Physiology-Heart and Circulatory Physiology, 2007, 293(2): H1164-1171.

[2]Wang J J, Parker K H. Wave propagation in a model of the arterial circulation. Journal of Biomechanics, 2004, 37(4): 457-470.

[3]Sherwin S J, Franke V, Peiró J, et al. One-dimensional modelling of a vascular network in space-time variables. Journal of Engineering Mathematics, 2003, 47(3-4): 217-250.

[4]Westerhof N, Bosman F, De Vries C J, et al. Analog studies of the human systemic arterial tree. Journal of Biomechanics, 1969, 2(2): 121-143.

[5]Stergiopulos N, Young D F, Rogge T R. Computer simulation of arterial flow with applications to arterial and aortic stenoses. Journal of Biomechanics, 1992, 25(12): 1477-1488.

[6]Schwarz M, Krueger M W, Busch H J, et al. Model-based assessment of tissue perfusion and temperature in deep hypothermic patients. IEEE Transactions on Biomedical Engineering, 2010, 57(7): 1577-1586.

[7]John L R. Forward electrical transmission line model of the human arterial system. Medical & Biological Engineering & Computing, 2004, 42(3): 312-321.

[8]Chen C W, Shau Y W R, Wu C P. Analog transmission line model for simulation of systemic circulation. IEEE Transactions on Biomedical Engineering, 1997, 44(1): 90-94.

[9]肖汉光, 何为, 刘兴华, 等. 基于电网络模型的动脉树输入阻抗递归计算及参数分析. 医用生物力学, 2011, 26(1): 18-23.

[10]He W, Xiao H G, Liu X H. Numerical simulation of human systemic arterial hemodynamics based on a transmission line model and recursive algorithm. Journal of Mechanics in Medicine & Biology, 2012, 12(1): 1250020-1250019.

[11]Ferreira A D, Filho J B, Cordovil I, et al. Three-section transmission-line arterial model for noninvasive assessment of vascular remodeling in primary hypertension. Biomedical Signal Processing & Control, 2009, 4(1): 2-6.

[12]Liang F Y, Takagi S, Himeno R, et al. Multi-scale modeling of the human cardiovascular system with applications to aortic valvular and arterial stenoses. Medical & Biological Engineering & Computing, 2009, 47(7): 743-755.

[13]Reymond P, Merenda F, Perren F, et al. Validation of a one-dimensional model of the systemic arterial tree. American Journal of Physiology-Heart and Circulatory Physiology, 2009, 297(1): H208-H222.

[14]Womersley J R. Oscillatory flow in arteries: the constrained elastic tube as a model of arterial flow and pulse transmission. Physics in Medicine & Biology, 1957, 2(2): 178-187.

[15]Taylor M G. An approach to an analysis of the arterial pulse wave I. Oscillations in an attenuating line . Physics in Medicine & Biology, 1957, 1(3): 258-269.

[16]Xiao H G, Butlin M, Tan I, et al. Effects of cardiac timing and peripheral resistance on measurement of pulse wave velocity for assessment of arterial stiffness. Scientific Reports, 2017, 7: 10.

[17]Avolio A P. Multi-branched model of the human arterial system. Medical & Biological Engineering & Computing, 1980, 18(6): 709-718.

[18]John L R. Forward electrical transmission line model of the human arterial system. Medical & Biological Engineering & Computing, 2004, 42(3): 312-321.

第5章 基于"T-tube"模型的中心动脉脉搏波无创双通道盲辨识

人体中心动脉脉搏波(central aortic pulse wave,CAP)同心血管系统事件密切相关,目前临床 CAP 主要是有创测得,也有采用传递函数法来无创间接估计测得,但仍不能满足临床模型时变的需求。因此,本章提出了由两路人体外周动脉脉搏波(peripheral artery pulse wave,PAP)来估计 CAP 的多通道盲辨识(multi-channel blind system identification,MBSI)算法,旨在实现心血管系统中心动脉脉搏波的实时无创连续监测。本章首先证明了心血管系统无限脉冲响应(infinite impulse response,IIR)模型特性可由中、低阶有限脉冲响应(finite impulse response,FIR)模型逼近,从而简化了 MBSI 算法。结果表明 MBSI 算法稳定性较好,估计出的 CAP 波形形态整体误差百分比小于 7.2%,收缩压误差小于 4.6 mmHg,舒张压误差小于 4.2 mmHg。

5.1 引 言

近年来,心血管疾病患者在世界范围内与日俱增,每年因心脑血管疾病致死的人数居人类死亡总数的首位。2004 年国家卫生和计划委员会公布的心血管疾病患者已超过 1.6 亿人,我国成年人群高血压患病率为 18.8%,全国每年因心血管疾病死亡者高达 260 万人,占总死亡人数的 34%~40%,心血管疾病幸存者约有 75%不同程度丧失劳动能力,4%重残,给许多患者造成了身体与精神上的双重打击;治疗费用的居高不下,对家庭和社会造成了巨大负担[1]。因此,检测和预防心血管疾病,科学地降低心脑血管疾病的发病率和死亡率,已成为全社会迫切需要解决的一项重大课题。

欧洲心脏病学会指南早在 2003 年就提出,中心动脉压作为直接反映心脏和脑血管压力的参数,可能成为终点心血管事件的预测指标[2]。近年来一些前瞻性的临床随访研究证实,CAP 与心血管系统状态和特性(如心脏负荷、心肌收缩力、动脉顺应性、外周阻力等)密切相关,对于预测心血管事件的发生意义重大[3, 4]。

目前 CAP 可通过有创或无创手段测量。有创测压法将导管直接插入患者左心室或主动脉测量升主动脉压力,可准确、连续地记录脉搏波,也是检验各种无创方法准确性的金标准。但这一方法不仅要使病人承受很大的创伤和风险,而且要求实施医院有相当好的技术和设备,临床应用存在局限性。无创测量法主要采用传递函数(transfer function,TF)法,它利用外周动脉(如桡动脉、肱动脉)测得的脉搏波经传递函数转化推测 CAP 波形与压力值，该方法的准确性和可靠性已由大量实验证实。但其是否受期前收缩、心房颤动、药物和心率等因素的影响还有待深入研究[5]。目前，澳大利亚澳特科(AtCor)医疗公司基于该方法开发出了 SphygmoCor 系列产品；日本欧姆龙公司也开发出 HEM-9000AI 脉搏波检测仪，这两款产品均已开始应用于临床[6, 7]。

总的来说，传递函数方法开辟了主动脉血压无创测量的先河，在经历了由广义传递函数(generalized transfer function，GIF)到个性化传递函数(individualized transfer function，ITF)的多次改进后，其精度已有显著提高，但要应用于临床还有一些理论上与实际操作上的问题需要解决。首先，TF 与脉搏波传导特性并无直接联系，其中各参数生理意义尚不明确；其次，这一方法仅通过单个部位 PAP 和一个先验的 TF 来估计 CAP，忽略了心血管系统的时变特性与个体差异性；最后，TF 的求解不仅需要大量实验人群，还要采用有创测量手段，时间与物质成本较高。近年来，随着盲辨识技术在生物医学领域的广泛应用，Hahn 等[8]提出了由多路 PAP 估计 CAP 的多通道盲辨识算法(MBSI)，本章将对其进行深入分析与改进。

5.2 多通道盲辨识算法

MBSI 算法于 21 世纪初开始应用于 CAP 的估计，大致思路是结合体表两点或多点处的 PAP 信息来估计 CAP[9]。该方法将心血管系统视为一个单输入多输出(single-input multi-output，SIMO)系统，如图 5.1 所示，心室射血的压力或流量波形可作为系统的输入，体表多个部位处测得的脉搏压力波形可视为系统的多路输出，脉搏波在外周动脉中传导的过程由系统传递函数描述。这样，CAP 重建被转换为由多路输出信号估计各通道系数与输入信号的问题，即系统辨识领域的 MBSI 问题[9]。

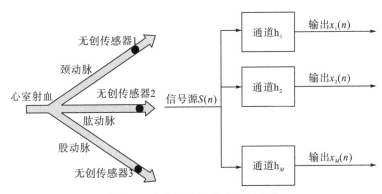

图 5.1 心血管系统的 SIMO 模型

MBSI 是盲信号处理技术的一个分支，具体是指利用系统输出的多路信号结合某些辅助信息来估计系统输入与各通道模型或特征[10]。MBSI 问题虽广泛存在于无线通信、图像处理、语音处理、地震勘探、生物医学等多个领域，但并非所有问题都能用这一方法求解。可辨识系统需满足三个必要条件[9, 10]：①所有通道间没有公共零极点，即各通道特性要有足够的不同；②输入信号要足够复杂，以激励各个通道，其模式个数不小于 $L+2$(L 为系统传递函数阶次），例如输入序列不能为零、常数或单个正弦信号；③输出信号足够长，每一通道输出的信号长度 $N > 2L+1$。

综上所述，MBSI 算法克服了传递函数法需建立先验函数或模型的缺点，可实现 CAP 的无创、个体化测量。Hahn 等[11]提出的"灰箱"模型还能反映脉搏波的传导特性，可间接应用于心血管系统重要参数的推导，如估计心排血量（cardiac output，CO）、总外周阻力（total peripheral resistance，TPR）、主动脉与外周动脉顺应性等心血管系统功能参数[11, 12]。但目前，MBSI 算法在理论与实际应用上均不成熟，一些关键问题如系统阶次估计、可辨识性分析等还有待解决；此外，该算法是否适用于人体不同生理状态还需进一步的临床验证。

本章在前人研究的基础上，尝试用 MBSI 算法估计 CAP 波形。由于中、低阶 FIR 函数结构简单且能反映心血管系统特性，而两路 PAP 估计 CAP 运算复杂度低，临床可操作性强，本章基于心血管系统"T-tube"①模型建立双通道"黑箱"模型，研究心血管系统阶次估计与可辨识性等问题。

5.3 双通道 FIR 模型的建立

5.3.1 心血管系统"T-tube"模型

心血管系统可被视为一个多通道动态系统。Hahn 等[11]提出用非对称"T-tube"模型可仿真人体不同生理病理状态下的脉搏波，该模型结构简单，原理明确，现已应用于心血管系统参数计算、脉搏波反射特性分析等。本章将采用这一模型求解脉搏波传导的传递函数，进一步分析 CAP 与 PAP 间的关系。

"T-tube"模型结构如图 5.2 所示，是传输线理论与弹性腔模型结合的产物，主要由传输线与末端阻抗两部分组成，传输线部分表征近心端大血管特性，末端三元弹性腔模型用于模拟外周小动脉的阻力特性[13]。图 5.2 中 Z_C 表示血管的特性阻抗，C 为血管终端动脉顺应性，R 表示血管外周阻力，R_0 的引入可以更好地描述系统高频特性。设主动脉处脉搏波 P_A 传导至外周动脉形成 P_P，其传导时间为 n_{A-P}，则在 S 域中 P_A 与 P_P 的关系可由式（5.1）描述。

$$G(s) = \frac{P_A(s)}{P_P(s)} = \mathrm{e}^{-n_{A-P} \cdot s} \cdot \frac{s+a+b}{s+a+b \cdot \mathrm{e}^{-2n_{A-P} \cdot s}} \tag{5.1}$$

其中，

$$a = \frac{2R_0 + R}{2R_0 \cdot C \cdot (R_0 + R)}, b = \frac{R}{2R_0 \cdot C \cdot (R_0 + R)}$$

由 $z = \mathrm{e}^{s/f_s}$，$N_{A-P} = n_{A-P} \cdot f_s$ 可将式（5.1）变换到离散域得到式（5.2）。

---

① T-tube 即 T 形管。

$$G(z,\theta) = \frac{z^{N_{A-P}+1} + [(a+b)/f_s - 1]z^{N_{A-P}}}{z^{2N_{A-P}+1} + (a/f_s - 1)z^{2N_{A-P}} + b/f_s}\tag{5.2}$$

从而可以得到：

$$P_A(n) = G(z,\theta) \cdot P_P(n), \quad \theta = \{N_{A-P}, a, b\}$$

其中，f_s 为采样频率。

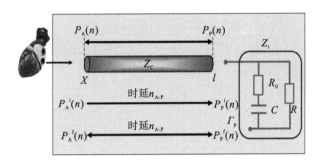

图 5.2　"T-tube"模型结构[13]

　　Campbell 等[14]通过动物实验证明了非对称"T-tube"模型两个通路参数间模型参数随心血管系统生理状态的变化而变化，当血管处于舒张状态时，动脉顺应性增加，外周阻力减小，脉搏波传导速度降低使延迟时间增加；而血管处于收缩状态时，情况正好相反。Campbell 等[14]在实验中还测得了狗在多种状态下的脉搏波，将主动脉脉搏波作为模型输入，验证了非对称"T-tube"模型的有效性；在验证过程中，需不断对"T-tube"模型参数进行调整，使输出波形与两路外周动脉实测(肱动脉/颈动脉、股动脉)脉搏波达到最佳拟合。图 5.3 显示了按照"T-tube"模型在三种生理状态下重建出的脉搏波仿真结果，由图可见，血管收缩时血压升高，血管舒张时血压下降，与真实情况相符，也为本章中 MBSI 算法验证提供了依据。

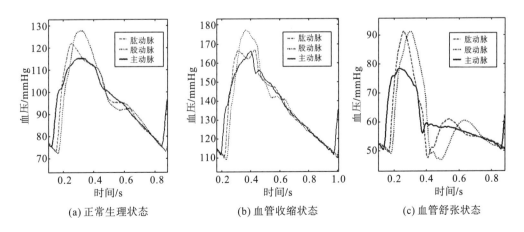

图 5.3　不同生理状态下"T-tube"模型仿真的脉搏波

非对称"T-tube"模型用简单电路元件对心血管系统结构做出了假设，很明显为一灰箱模型。式(5.2)给出了该模型传递函数 $G(z, \theta)$，为一结构基本确定的 IIR 函数，其未知参数 $N_{A\text{-}P}$ 由脉搏波传导时间与采样率决定，而 a、b 则与末端弹性腔模型的参数有关。在"T-tube"模型基础上，Hahn 等[11]最先设计出了心血管系统"灰箱"模型，其结构如图 5.4 所示，$G_1(s)$ 和 $G_2(s)$ 分别为通路 1(头通路)与通路 2(体通路)的传递函数，式(5.3)给出了 $G_1(s)$ 和 $G_2(s)$ 的计算公式，其离散域表达式与式(5.2)相同，其未知系数可通过 MBSI 算法由头通路脉搏波 $P_1(t)$ 与体通路脉搏波 $P_2(t)$ 确定。

$$\begin{cases} G_1(s) = \dfrac{P_1(s)}{P_A(s)} = e^{-\tau_1 \cdot s} \cdot \dfrac{s + a_1 + b_1}{s + a_1 + b_1 e^{-2\tau_1 s}} = \dfrac{N_1(s)}{D_1(s)} \\ G_2(s) = \dfrac{P_2(s)}{P_A(s)} = e^{-\tau_2 \cdot s} \cdot \dfrac{s + a_2 + b_2}{s + a_2 + b_2 e^{-2\tau_2 s}} = \dfrac{N_2(s)}{D_2(s)} \end{cases} \tag{5.3}$$

图 5.4 中，$G_1^{-1}(s)$ 和 $G_2^{-1}(s)$ 分别为 $G_1(s)$ 和 $G_2(s)$ 的逆函数，用于估计主动脉脉搏波 $P_A(t)$。MBSI 的"灰箱"方法不仅能估计主动脉脉搏波，还可用于计算外周阻力、动脉顺应性、脉搏波传导时间等参数[11, 12]。但该算法最大的难点在于 IIR 分子和分母系数与阶次的确定，利用两路输出仅能辨识出 IIR 函数分子与分母的乘积 $D_2(z^{-1}) \cdot N_1(z^{-1})$ 和 $D_1(z^{-1}) \cdot N_2(z^{-1})$，无法确定系统零极点；增加额外通道虽有助于零极点的辨识，但会增加运算与操作复杂度，降低临床实用性[9]。

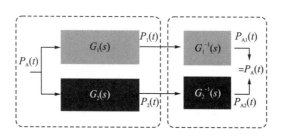

图 5.4　心血管系统"灰箱"模型结构

5.3.2　脉搏波传导的 FIR 特性

与"灰箱"模型相比，"黑箱"模型无需心血管系统建模理论支持，仅将各通路传递函数视为结构与系数未知的 IIR 或 FIR 函数。Swamy 等[15]认为脉搏波传导特性可满足 FIR 滤波器的三个假设条件：首先，心血管系统状态在短时间(60~120s)内是稳定的，满足线性时不变特性；其次，由于不同外周动脉处脉搏波形态差异较大，可认为各通道传递函数是互质的，即没有公共零点；最后，假设主动脉脉搏波的高频成分高于滤波器阶次，则 FIR 滤波器不会将高频噪声引入估计的源信号。Swamy 等用 FIR 函数来描述"黑箱"模型各通道特性，并用动物实验证明了该方法的有效性，主动脉脉搏波估计的整体误差仅为 4.8% [15]。该方法最大的优点是模型结构简单，运算量小，对两路外周脉搏波运用互相关算法(cross-relation，CR)或两步极大似然算法(two-step maximum likelihood，TSML)即可实现各通道 FIR 系数的估计[12, 15]。但目前，尚无精确算法与准则可用于 FIR 阶次的估计，辨识过程中需要不断调整阶次。

已知 MBSI 可辨识条件要求两通路传递函数互质,依据前人经验,肱动脉、股动脉与颈动脉处脉搏波间差异较大[11]。

IIR 与 FIR 函数各有其优缺点,在实际应用中需根据系统特性从多方面综合考虑选择。从性能上来说,IIR 滤波器的极点可位于单位圆内的任何地方,因此可用较低的阶数获得高的选择性;但这个高效率是以相位的非线性为代价的,选择性越好,则相位非线性越严重。相反,FIR 滤波器可以得到严格的线性相位,然而由于 FIR 滤波器的极点固定在原点,所以只能用较高的阶数达到高的选择性。对于同样的滤波器设计指标,FIR 滤波器所要求的阶数可以比 IIR 滤波器高 5～10 倍,运算过程复杂,信号延时也大。当对选择性和线性的要求同等重要时,IIR 滤波器就必须加全通网络进行相位校正,同样会增加滤波器的复杂性。

从结构上比较,IIR 滤波器必须采用递归结构,极点位置必须在单位圆内,否则系统将不稳定;另外,由于运算过程中对序列的舍入处理,这种有限字长效应有时会引入寄生振荡。相反,FIR 滤波器主要采用非递归结构,不论在理论上还是实际运算中都不存在稳定性问题,运算误差也较小。此外,采用快速傅里叶变换法求解 FIR 滤波器,在阶数相同时,可大大提高运算速度。

整体看来,IIR 与 FIR 滤波器作为系统传递函数时,可达到同样的滤波效果。FIR 主要的优势是其线性相位、简单性与稳定性,而 IIR 的长处在于可用低阶非线性相位设计实现频域滤波。在心血管系统特性描述上,基于"T-tube"模型的 IIR 传递函数有着明显优势,为满足相同的幅频响应,FIR 和 IIR 所需的阶数相差悬殊。但就 MBSI 算法而言,FIR 系数的盲辨识更容易实现。权衡这两大条件,本章将尝试用高阶 FIR 函数来描述脉搏波传导特性,仿真数据选用图 5.3 中的三例脉搏波,具体步骤如下:

(1)频域求解两通路传递函数。两通路传递函数可通过系统输入与输出信号间的互功率谱密度和输入信号的功率谱密度的比值由 Welch's 平均周期法估计得到。其中,窗函数采用汉明窗。将主动脉脉搏波 P_A 作为输入,两路外周脉搏波 P_1 与 P_2 分别作为输出,可求得 FIR 类型传递函数 TF_{A1} 与 TF_{A2}。

(2)两通路 FIR 系数求解。两通路 FIR 系数可由频域传递函数的幅值与相位信息求解时域 FIR 模型。设 n 与 m 分别为 IIR 或 FIR 函数分子与分母阶次;输出 b 和 a 即为 IIR 或 FIR 的分子与分母系数。将步骤(1)中求得的 TF_{A1}、TF_{A2} 分别代入,设置 $m=1$,$n=5$,6,…,40,采用最小二乘方法可得阶次分别为 5～40 的两路 FIR 传递函数各 36 组,系数 b_{ij} 中 $i=1$,2 表示通道的选择,$j=5$,6,…,40 为 FIR 阶次。

(3)还原两路输出波形,评价 FIR 模型可行性。将 FIR 的系数 b_{ij} 代入 FIR 差分数字滤波器后得到此 FIR 滤波器的输出 P_{ij}。各阶次 FIR 性能可由系统输出 P_{1j}、P_{2j} 与原始波形 P_1、P_2 间的误差评价,评价标准波形畸变(waveform distortion,WFD)率与整体能量差(total energy difference,TED)的定义如下:

$$\text{WFD} = \frac{\sum |(P_{ij} - \overline{P_{ij}}) - (P_i - \overline{P_i})|}{\sum |P_i - \overline{P_i}|} \times 100\% \tag{5.4}$$

$$\mathrm{TED} = \frac{\sum |P_{ij} - P_i|}{\sum |P_i|} \times 100\% \tag{5.5}$$

式中，$i = 1, 2$；$j = 5, 6, \cdots, 40$；$\overline{P}_i$、$\overline{P}_{ij}$ 表示平均值。

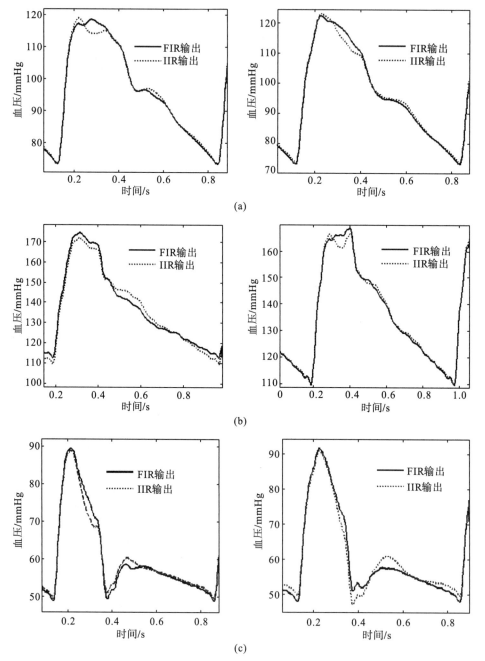

图 5.5 "T-tube" 输出波形（即为 IIR 输出）与 20 阶 FIR 估计波形比较

(a)、(b)、(c) 分别为正常生理状态、血管收缩状态、血管舒张状态时，

"T-tube" 与 FIR 通路输出的脉搏波，左图为头端输出，右图为体端输出

图 5.5 将"T-tube"输出与 20 阶 FIR 函数估计波形进行了比较，其左图为头端输出，右图为体端输出。两波形间整体误差很小，尤其是收缩压与舒张压误差均在 3mmHg 以内，已达临床可接受范围。"T-tube"模型对应为 IIR 数字系统。两波形细节上的差异源于 FIR 与系统 IIR 函数高频特性的差别，如图 5.6 所示。已知增加 FIR 阶次可消除 FIR 与 IIR 间高频特性的差异，但这将增加运算量与系统不确定性。

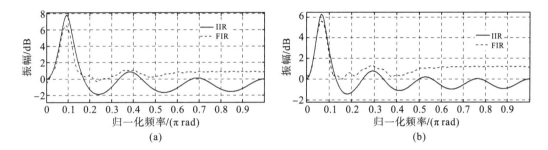

图 5.6　"T-tube"通路与 20 阶 FIR 函数频域特性比较

(a)、(b)分别为头端与体端的频域特性

图 5.7 显示了步骤(3)的误差分析结果，其中脉搏 1、脉搏 2、脉搏 3 分别对应图 5.3 中正常生理状态、血管收缩状态以及血管舒张状态的脉搏波。随 FIR 阶次 n 的增加，WFD 与 TED 均逐渐减小；但 WFD 不受脉搏波均值影响，更能反映波形间形态上的差异。由图中虚线可知，当 n 在 15～20 范围内时误差下降幅度开始减小；而 $n>20$ 时，三种生理状态下 WFD<6%、TED<3%，整体误差在可接受范围内；$n>25$ 时 WFD 逐渐趋于一固定值，不再继续减小，这说明阶次增加已很难使 FIR 与 IIR 特性更加接近。综合考虑系统误差与实用性，本章认为"T-tube"模型特性可由 15～25 阶 FIR 函数近似，这将为下文中 MBSI 算法的阶次估计提供依据。

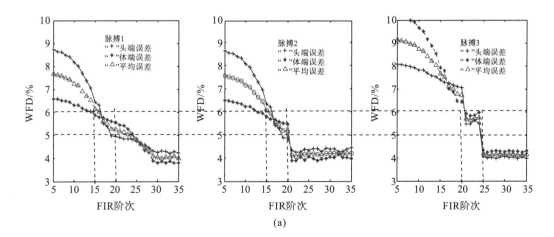

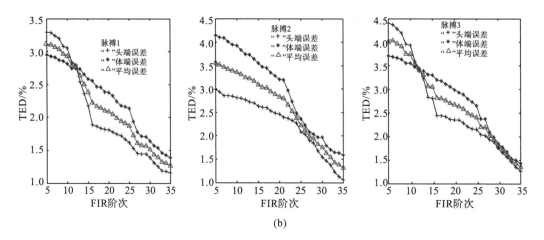

(b)

图5.7　FIR 与"T-tube"输出间的误差变化趋势

5.4　MBSI 算法设计与仿真数据验证

本章拟采用非对称"T-tube"模型数据验证 MBSI 盲辨识算法。"T-tube"模型可仿真多种心血管系统状态，通过比较多种盲辨识算法精度，设计准确性较高的 MBSI 算法，此外，"T-tube"模型传递函数已知，可在频域进一步验证"黑箱"与"灰箱"模型等价性。

由于脉搏波传导特性可由高阶 FIR 函数近似，下面将尝试分别用 CR 与 TSML 两种盲辨识方法结合"T-tube"模型的两路输出 p_1、p_2 来估计 CAP。其中，原波形 p_a 采用图 5.3 所示的三种不同心血管系统状态下的 CAP 波形，长度在 60～90s 范围内，模型参数则依据结果设置[11]。

1. CR 方法与步骤

（1）建立输出波形 p_1、p_2 与两 FIR 通道 h_1、h_2 间的等价交叉关系。

$$\sum_{k=0}^{L-1} h_1(k) * p_2(t-k) - \sum_{k=0}^{L-1} h_2(k) * p_1(t-k) = e(t) \tag{5.6}$$

即

$$\underbrace{[\boldsymbol{P}_1 \quad -\boldsymbol{P}_2]}_{P_L} \times \underbrace{\begin{bmatrix} h_1 \\ h_2 \end{bmatrix}}_{H} = e$$

其中，$t = L-1, \cdots, N-1$，N 为输出波形 p_1、p_2 的采样点个数；L 为 h_1、h_2 的阶次；取 $L=L_{\max}$，$L_{\max}$ 为通道最大阶次，本章中定为 25；$\boldsymbol{P}_1$、$\boldsymbol{P}_2$ 为系统输入矩阵，$\boldsymbol{H}$ 为系统的系数矩阵；暂不考虑噪声对算法的干扰，设置误差 $e=0$。

(2)确定两 FIR 通道阶次 L，并计算系数 h_1、h_2。

求解上述矩阵 $\boldsymbol{P}_L$ 的自相关矩阵 $\boldsymbol{R}_L=\boldsymbol{P}_L^T\boldsymbol{P}_L$，对 R 进行特征值分解，观察其零特征值个数 n_L；当 $n_L>1$ 时，设置 $L=L-n_L+1$，重新构造矩阵 $\boldsymbol{P}_L$，直到 $\boldsymbol{R}_L$ 零特征值个数 $n_L=1$ 时，L 的值确定。根据最小二乘原理，$\boldsymbol{H}$ 的最优解为矩阵 $\boldsymbol{R}_L$ 的零特征值对应的特征向量；为避免 $\boldsymbol{H}$ 的平凡解（如：全零解），本章采取单位约束$\|\boldsymbol{H}\|=1$。

(3)解卷积算法估计输入波形 p_a。

不考虑噪声影响，输入波形 p_a 与 p_1、p_2 间的关系可由式(5.7)描述：

$$p_i(t) = \sum_{k=0}^{L-1} h_i(k)*p_a(t-k), \quad i\in[1,2], \quad t\in[0,N-1] \tag{5.7}$$

即

$$\underbrace{\begin{bmatrix} p_1 \\ p_2 \end{bmatrix}}_{P_p} = \underbrace{\begin{bmatrix} \boldsymbol{H}_1 \\ \boldsymbol{H}_2 \end{bmatrix}}_{H_M} p_a$$

通过对 $\boldsymbol{P}_p$ 解卷积，估计的输入波形为 $p_a=(\boldsymbol{H}_M^T\boldsymbol{H}_M)^{-1}\boldsymbol{H}_M^T\boldsymbol{P}_p$，矩阵 $\boldsymbol{H}_M$ 维数为 $2N\times[N+L-1]$，由步骤(2)估计的 h_1、h_2 系数构造矩阵，具体形式为

$$\boldsymbol{H}_i = \begin{bmatrix} h_i(L-1) & \cdots & h_i(0) & \cdots & 0 \\ \vdots & \cdots & \vdots & \cdots & \vdots \\ 0 & \cdots & h_i(L-1) & \cdots & h_i(0) \end{bmatrix} \quad (i\in[1,2]) \tag{5.8}$$

由于盲辨识算法具有不确定性，输入信号幅值会被放大或缩小，认为脉搏波在传导过程中无能量损失，可由式(5.9)矫正 p_a 的幅值(p_a')：

$$p_a'(t) = p_a(t)\cdot\frac{\sum_{t=0}^{N-1}p_1(t)+\sum_{t=0}^{N-1}p_2(t)}{2\sum_{t=0}^{N-1}p_a(t)} \quad (t\in[0,N-1]) \tag{5.9}$$

2. TSML 方法与步骤

TSML 方法基于概率论的极大似然原理设计，是对 CR 方法的改进。在上述步骤(1)、步骤(2)的基础上，将步骤(2)的估计结果 h_1、h_2 作为通道系数的初步估计，并由此构造矩阵 $\boldsymbol{G}_M$，在$\|\boldsymbol{H}\|=1$ 约束下最小化 $\boldsymbol{h}^T\boldsymbol{P}_L^T(\boldsymbol{G}_M^T\boldsymbol{G}_M)^{-1}\boldsymbol{P}_L\boldsymbol{h}$ 可得最终估计结果 h_1、h_2。输入波形 p_a 仍按上述 CR 方法的步骤(3)估计。

CR 方法与 TSML 方法的估计结果如图 5.8 所示，估计波形与原波形整体上差别不大，但在细节处(尤其重播波切迹处)有较大差异。对于临床应用广泛的收缩压与舒张压，TSML 算法的估计结果更为准确。为定量评价两种 MBSI 算法，同时考虑对 CAP 收缩压、舒张压的估计精度，本章提出了三个评价指标：估计波形整体误差百分比 (overall error rate，OER)、收缩压误差(error of systolic pressures，ESP)、舒张压误差(error of diastolic pressures，EDP)。

$$\text{OER} = \frac{\sum_{t=0}^{T-1} \| p_a'(t) - p_a(t) \|}{\sum_{t=0}^{T-1} \| p_a(t) - \overline{p}_a(t) \|} \times 100\% \qquad (5.10)$$

$$\text{ESP} = \frac{\sum_{n=1}^{T} \| \text{SBP}'(n) - \text{SBP}(n) \|}{T} \qquad (5.11)$$

$$\text{EDP} = \frac{\sum_{n=1}^{T} \| \text{DBP}'(n) - \text{DBP}(n) \|}{T} \quad (n \in [0, T]) \qquad (5.12)$$

式 (5.11) 中，$\text{SBP}(n)$ 与 $\text{DBP}(n)$ 分别表示脉搏波第 n 个周期的收缩压与舒张压，符号"'"表示估计波形，T 为信号中包含的脉搏波周期数。表 5.1 列出了两种算法误差分析结果，相比于 CR 算法，基于统计学极大似然估计思想的 TSML 算法明显提高了 CAP 估计精度，三项指标平均提高的绝对幅度为：OER 为 1.7%，ESP 为 2.1 mmHg，EDP 为 1.1 mmHg。

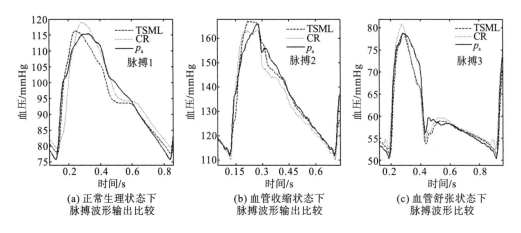

图 5.8　CR 与 TSML 算法估计结果

表 5.1　CR 与 TSML 算法误差分析

状态	周期数	OER/%		ESP/mmHg		EDP/mmHg	
		CR	TSML	CR	TSML	CR	TSML
正常生理	82	6.8	5.2	4.6	2.8	4.2	1.8
血管收缩	76	5.4	3.6	3.5	1.6	1.6	1.7
血管舒张	88	7.2	5.4	2.6	0.8	2.4	1.3

5.5　结　　论

本章首先介绍了心血管系统 "T-tube" "灰箱" 模型与基于盲辨识方法的 "黑箱" 模型。随后，本章设计了两种单输入双输出 "黑箱" 模型的盲辨识算法，由两路外周动脉脉搏波估计主动脉脉搏波。IIR 模型虽然较符合脉搏波传导特性，但其辨识算法运算复杂度高，且没有可靠理论依据。本 "黑箱" 方法将各通路传递函数视为 FIR 函数，其阶次与系数均可由 CR 算法直接估计，大大降低了辨识难度。已知 FIR 和 IIR 幅频响应相同时，FIR 阶次高于 IIR 阶次，"灰箱" 模型中 IIR 阶次由采样率与脉搏波传导时间决定，而对于 "黑箱" 模型，中低阶 FIR 函数即可逼近脉搏波传导特性。"T-tube" 模型数据验证结果表明 MBSI 算法稳定性与准确性较好，能及时辨识心血管系统的不同状态。MBSI 算法产生的误差：OER 小于 7.2%，ESP 小于 4.6 mmHg，EDP 小于 4.2 mmHg。

中心动脉压测量在理论研究与临床应用上都有重大意义，有创导管法是 CAP 测量的 "金标准"，但是其创伤性大，对设备、操作者要求高，在临床上很难普及。近二十年来，随着脉搏波传导原理的不断完善与各类传感器的出现，CAP 测量正由多路有创临床监测向单路无创实时监测转换。无创连续 CAP 测量操作简便，能够长时间监测脉搏波形态变化并计算每搏血压值，为心血管疾病的诊断治疗提供丰富的依据。CAP 无创测量在临床监护与血压连续监测方面有着导管法无可比拟的优势，将成为今后血压监测的发展趋势。

本章提出的 MBSI 算法无须建立先验函数或模型，实现了 CAP 的无创、个体化测量，但该算法应用于临床还有几个关键问题需要解决。本章采用的 "黑箱" 模型生理意义尚不明确，虽已证明脉搏波传导特性可由 FIR 函数描述，但其参数无法与心血管系统生理特性建立联系。盲辨识技术本身还有一些理论问题需要解决，如系统阶次确定方法、可辨识条件判定标准等。

参 考 文 献

[1]Williams B, Lacy P S. Central aortic pressure and clinical outcomes.Journal of Hypertension, 2009, 27(6)：1123-1125.

[2]Agabiti-Rosei E, Mancia G, O'Rourke M F, et al. Central blood pressure measurements and antihypertensive therapy: a consensus document. Hypertension, 2007, 50(1)：154-160.

[3]Devereux R B, Roman M J, Liu J E, et al. Congestive heart failure despite normal left ventricular systolic function in a population-based sample: the strong heart study. American Journal of Cardiology, 2000, 86(10)：1090-1096.

[4]Nichols W W, O'Rourke M F, Vlachopoulos C. McDonald's Blood Flow in Arteries. London: Hodder Arnold, 2011: 310-345.

[5]Gallagher D, Adji A, O'Rourke M F.Validation of the transfer function technique for generating central from peripheral upper limb pressure waveform. American Journal of Hypertension, 2004, 17(11)：1059-1067.

[6]Kips J G, Schutte A E, Vermeersch S J, et al. Comparison of central pressure estimates obtained from SphygmoCor, Omron HEM-9000AI and carotid applanation tonometry .Journal of Hypertension, 2011, 29(6)：1115-1120.

[7]Association for the Advancement of Medical Instrumentation. American National Standard for Electronic or Automated Sphygmomanometers. Arlington, VA: Association for the Advancement of Medical Instrumentation, 2002.

[8]Hahn J O, Reiner A, Asada H. A blind approach to recoustruction of aortic blood pressure waveform using gray-box identification of multiple pressure transfer channels//IEEE. American Control Conference, 2006.

[9]Zhang Y, Asada H. Blind system identification of noncoprime multichannel systems and its application to noninvasive cardiovascular monitoring. ASME Journal of Dynamic Systems: Measurement and Control, 2004, 126(4): 834-847.

[10]Richardson J K, Nandi A K. Blind System identification//Nandi A K. Blind Estimation Using Higher-Order Statistics. New York: Springer, 1999.

[11]Hahn J O, Reisner A T, Asada H H. Blind identification of two-channel IIR systems with application to central cardiovascular monitoring .Journal of Dynamic Systems, Measurement and Control, 2009, 131(5): 1-15.

[12]Swamy G, Mukkamala R. Estimation of the aortic pressure waveform and beat-to-beat relative cardiac output changes from multiple peripheral artery pressure waveforms .IEEE Transactions on Biomedical Engineering, 2008, 55(5): 1521-1529.

[13]Zhang G, Hahn J O, Mukkamala R. Tube-load model parameter estimation for monitoring arterial hemodynamics. Frontiers in Physiology, 2011, 2(2): 72.

[14]Campbell K B, Burattini R, Bell D L, et al. Time-domain formulation of asymmetric T-tube model of arterial system. American Journal of Physiology, 1990, 258(6): 1761-1774.

[15]Swamy G, Ling Q, Li T, et al. Blind identification of the central aortic pressure waveform from multiple peripheral arterial pressure waveforms.Proceedings of the 28th IEEE Annual International Conference of the Biomedical Engineering, 2006, 1: 1822-1825.

第6章　基于Simulink的闭环心血管系统的集总参数模型仿真

6.1　集总参数模型的建模原理

心血管疾病(cardiovascular diseases，CVDs)是全球致死率较高的疾病，每年造成约1500万人死亡。此外，超过 50%的幸存者变得依赖专科护理。建立心血管系统血流动力学模型有助于研究心血管疾病的发生与发展，为心血管疾病的预防和治疗提供理论依据。心血管血流动力学模型主要包括 0D 模型[1-8](如弹性腔模型)、1D 模型[9-13]和三维有限元模型[14-16]。这些模型已应用于 CVDs 的研究，如动脉狭窄[17-19]、动脉瘤[20-22]、高血压[23-25]，具有良好的结果，并为这些疾病的诊断和治疗提供了有效的帮助。然而，现有的模型大多仅包括心血管系统的一部分，有的模型[26]都只包括主要动脉，但不包括心血管系统的其余部分，例如心脏、毛细血管、静脉和肺循环，无法使模型形成闭环。当前的闭环模型也存在着不足。有些闭环模型[27]没有很好的建模，包括的动脉段数较少，有的闭环模型[28]包含足够多的血管段，但难以建立和实施，而且计算复杂度高。

本小节主要介绍主要动脉血管和心脏的建模原理。小动脉、毛细血管、肺循环和静脉的建模原理与主要动脉血管的建模原理基本一致，相似之处不再介绍，不同之处会在后面的小节阐述。

6.1.1　动脉血管网络的电参数模型

假设心血管系统中的动脉血管为轴对称的圆柱形弹性管,血管内血流是均匀的单向层流、并忽略重力的影响，可得动脉血管的一维 Navier-Stokes 方程[29]：

$$\begin{cases} -\dfrac{\partial p}{\partial z} = \dfrac{\rho}{\pi r^2} \cdot \dfrac{\partial q}{\partial t} + \dfrac{8\eta}{\pi r^4} \cdot q \\ -\dfrac{\partial q}{\partial z} = \dfrac{3\pi r^3}{2Ed} \cdot \dfrac{\partial p}{\partial t} \end{cases} \tag{6.1}$$

其中，p 为血压；q 为血流量；ρ为血液密度；η为血液动态黏度；r 为血管半径；d 为血管壁厚；E为杨氏模量。

若把血流动力参数与电学参数之间作如表 6.1 所示的类比和单位转换，并结合式(6.1)，可得单位长度血管的电参数(R'，L'，C')的表达式：

$$\begin{cases} R' = \dfrac{dR}{dz} = \dfrac{8\eta}{\pi r^4}, \\[2mm] L' = \dfrac{dL}{dz} = \dfrac{\rho}{\pi r^2}, \\[2mm] C' = \dfrac{dC}{dz} = \dfrac{3\pi r^3}{2Ed} \end{cases}$$

表 6.1　血流动力参数与电学参数之间的类比关系和单位转换关系

血流动力参数	电学参数	备注
血压/mmHg	电压/V	血压差驱动血流流动，而电压差驱动电流流动
血流量/(mL/s)	电流/A	流入分叉点的血流量等于流出分叉点的血流量之和，电流也满足类似的规律
血液黏性阻力/(mmHg·s/mL)	电阻/Ω	电阻模拟的是导致血压下降的黏性阻力
血液流动惯量/(mmHg·s²/mL)	电感/H	电感模拟的是阻碍血流变化的血液惯性
血管顺应性/(mL/mmHg)	电容/F	用电容模拟血管在脉动过程中膨胀和收缩

那么一段长度为 l 的血管的电参数模型如图 6.1 所示，其中参数 $(R，L，C)$ 的表达式为

$$\begin{cases} R = \dfrac{8\eta l}{\pi r^4} \\[2mm] L = \dfrac{\rho l}{\pi r^2} \\[2mm] C = \dfrac{3\pi r^3 l}{2Ed} \end{cases} \tag{6.2}$$

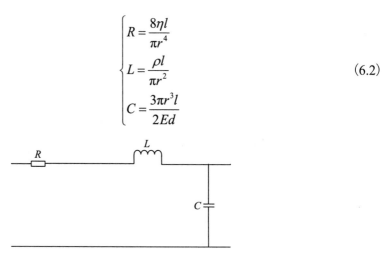

图 6.1　长度为 l 的动脉血管的电参数模型

从式(6.2)可以看出，若已知动脉血管的各项生理参数(血液密度、血液动态黏度、血管半径、血管壁厚和杨氏模量)以及人体全身动脉血管间的拓扑关系，就可以建立人体全身动脉血管系统的电参数模型。

6.1.2　心脏的电参数建模

心脏是人体循环系统的动力源，具有泵血功能。在心脏结构中，心室周期性收缩舒张

活动维持了心脏的泵血功能。在后文中会分别介绍心室、心房及瓣膜的电参数模型的建立过程。

1. 心室的电参数模型

Suga[30]等通过动物实验发现左心室和右心室的血压与容积的关系可用一个时变函数 $E(t)$ 来描述：

$$E(t) = \frac{\mathrm{LVP}(t)}{\mathrm{LVV}(t) - V_0} \tag{6.3}$$

其中，$\mathrm{LVP}(t)$ 为心室压力；$\mathrm{LVV}(t)$ 为心室容积；V_0 为血压容积平面上 $E(t)$ 曲线在收缩末期与容积距的截距；$E(t)$ 为时变弹性函数，生理意义是心肌的弹性系数，在电参数等效模型中等效为相应电容的倒数。左右心室的电参数模型(图 6.2)相同，区别之处在于选取的参数不同，不同之处会在后面的章节中做详细的介绍，图 6.2 中的电容的电容值 $C(t) = 1/E(t)$，因此 $E(t)$ 也被称为倒电容。

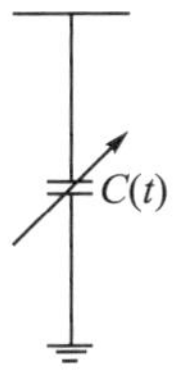

图 6.2　心室的电参数模型

时变弹性函数 $E(t)$ 可用数学表达式近似表达出：

$$E(t) = (E_{\max} - E_{\min}) \times E_{\mathrm{n}}(t_{\mathrm{n}}) + E_{\min} \tag{6.4}$$

其中，$E_{\max}$ 和 $E_{\min}$ 分别是 $E(t)$ 的最大值和最小值。同时，$E_{\max}$ 和 $E_{\min}$ 分别是收缩末期压力-容积曲线斜率和舒张末期压力-容积曲线斜率。$E_{\mathrm{n}}(t_{\mathrm{n}})$ 是心室弹性归一化函数，其表达式为

$$E_{\mathrm{n}}(t_{\mathrm{n}}) = 1.55 \times \frac{\left(\dfrac{t_{\mathrm{n}}}{0.7}\right)^{1.9}}{1 + \left(\dfrac{t_{\mathrm{n}}}{0.7}\right)^{1.9}} \times \frac{1}{1 + \left(\dfrac{t_{\mathrm{n}}}{1.17}\right)^{21.9}} \tag{6.5}$$

式中，$t_{\mathrm{n}} = \dfrac{t}{T_{\max}}$，其中 $T_{\max} = 0.2 + 0.15 \times t_{\mathrm{c}}$，$t_{\mathrm{c}} = \dfrac{60}{\mathrm{HR}}$，HR 为心率。

2. 心房及瓣膜的电参数模型

心房分为左心房和右心房。左心房与肺静脉相连，右心房与上、下腔的静脉和冠状窦口相连。左心房接受从肺部回来的血，右心房接受从全身其他部位回来的血。按照心房的

作用，我们把心房等效为电容，其电参数等效模型如图 6.3 所示。

在心脏中还存在四个瓣膜，分别为三尖瓣、肺动脉瓣、二尖瓣和主动脉瓣。这四个瓣膜的功能如单向活塞，保证了血液在关键部位的单向流通性。在电参数模型中利用理想二极管模拟瓣膜的单向导通性，其模型如图 6.4 所示。

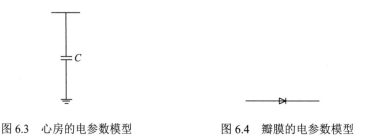

图 6.3　心房的电参数模型　　　　　　　图 6.4　瓣膜的电参数模型

6.2　电参数模型的描述

在 Simulink 的 Simscape^{TM} 中几乎包含有建模所需的所有电路元件的仿真模型，但图 6.2 中特殊的时变电容 $C(t)$ 的模型未被包括在内。由于本章所述的电参数模型的建模和求解都是基于 Simscape^{TM} 完成的，因此需要先在 Simscape^{TM} 中建立所需的时变电容 $C(t)$ 仿真模型，然后再完成整个心血管系统的电参数模型的搭建。

6.2.1　基于 Simscape^{TM} 的时变电容 $C(t)$ 仿真模型

虽然在 Simscape^{TM} 中有基本的时变电容元件(图 6.5)，但是使用其建模后，所得仿真结果并不理想，所以，需建立一个新的时变电容模型。

1. 时变电容 $C(t)$ 仿真模型的建立

MATLAB 中的 S 函数(S-function)不仅能根据数学方程快速建模，还能有效地避免代数环的出现。因此用 S 函数编写了时变电容 $C(t)$ 的关键部分。根据 S 函数的编写规范需先确定时变电容 $C(t)$ 的连续状态的数量。由时变电容的特性方程 $q(t) = C(t) \cdot u(t)$ 可知，在 $C(t)$ 的电容值[$C(t) = 1/E(t)$]已知的情况下其连续状态的数量为 2，分别为电容的电荷 $q(t)$ 和电容的电压 $u(t)$，这两个状态分别对应于心室的两个主要参数：心室容积 $V(t)$ 和心室压力 $P(t)$。同时还把这两个状态 $q(t)$ 和 $u(t)$ 确定为 $C(t)$ 输出，把 $u(t)$ 和电容 $C(t)$ 的电流 $I(t)$ 设置为输入，S 函数的初始化设置如图 6.6 所示。

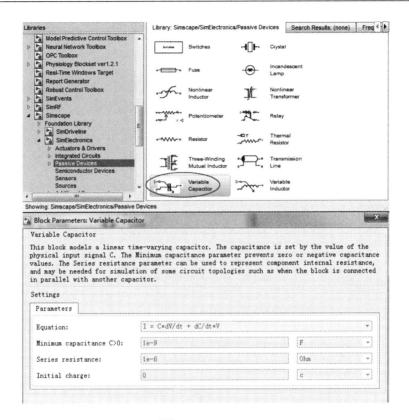

图 6.5　Simscape^{TM} 中的时变电容模型及可设置参数

```
function [sys,x0,str,ts]=mdlInitializeSizes
    sizes = simsizes;
    sizes.NumContStates  = 2;
    sizes.NumDiscStates  = 0;
    sizes.NumOutputs     = 2;
    sizes.NumInputs      = 2;
    sizes.DirFeedthrough = 0;
    sizes.NumSampleTimes = 0;
    sys = simsizes(sizes);
    x0  = [70,6.9];
    str = [];
    ts  = [];
```

图 6.6　S 函数的初始化设置

综上，可得微分方程：

$$
\begin{cases}
\dfrac{\mathrm{d}q(t)}{\mathrm{d}t} = I(t) \\[2mm]
\dfrac{\mathrm{d}u(t)}{\mathrm{d}t} = \left[I(t) - u(t)\dfrac{\mathrm{d}C(t)}{\mathrm{d}t} \right] / C(t)
\end{cases}
\tag{6.6}
$$

即

$$\begin{cases} \dfrac{\mathrm{d}V(t)}{\mathrm{d}t} = I(t) \\[2mm] \dfrac{\mathrm{d}P(t)}{\mathrm{d}t} = \left[I(t) - P(t)\dfrac{\mathrm{d}C(t)}{\mathrm{d}t} \right] / C(t) \end{cases} \tag{6.7}$$

S 函数的输出部分如图 6.7 所示，微分部分定义如图 6.8 所示，至此 S 函数已编写完毕。

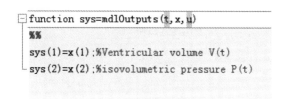

```
function sys=mdlOutputs(t,x,u)
%%
sys(1)=x(1);%Ventricular volume V(t)
sys(2)=x(2);%isovolumetric pressure P(t)
```

图 6.7　S 函数的输出部分

```
function sys=mdlDerivatives(t,x,u)
tc=0.8;Emax=2.75;Emin=0.08; % tc=60/HR, HR=75
t=t-tc*fix(t/tc); % Let t∈[0,tc]
tn=t/(0.2+0.15*tc);% tn=t/Imax, Imax=0.2+0.15*tc
E=Emax*1.55*(((tn/0.7)^1.9)/(1+(tn/0.7)^1.9))*(1/(1+(tn/1.17)^21.9))+Emin;
C=1/E;
%%
%dC=dC(t)/dt
dC=((32395*((125*t)/28)^(14/5))/(896*(((125*t)/28)^(19/10) + 1)^2*(((625*t)/234)^(219/10) + 1)) -...
     (32395*((125*t)/28)^(9/10))/(896*(((125*t)/28)^(19/10) + 1)*(((625*t)/234)^(219/10) + 1)) +...
     (622325*((125*t)/28)^(19/10)*((625*t)/234)^(209/10))/(2496*(((125*t)/28)^(19/10) + 1)*...
     (((625*t)/234)^(219/10) + 1)^2))/((341*((125*t)/28)^(19/10))/(80*(((125*t)/28)^(19/10) + 1)*...
     (((625*t)/234)^(219/10) + 1)) + 2/25)^2;
%%
P=u(1);%the first input isovolumetric pressure P(t)=u(t)
I=u(2);%the second input I(t)
%%
sys(1)=I;% dV(t)/dt=I(t)
sys(2)=(I-P*dC)/C; %dP(t)/dt=(I(t)-P(t)*dc(t)/dt)/c(t)
```

图 6.8　S 函数的微分部分

接下来需把模型的其他部分与之连接成一个整体。时变电容 $C(t)$ 的自定义模型如图 6.9 所示。

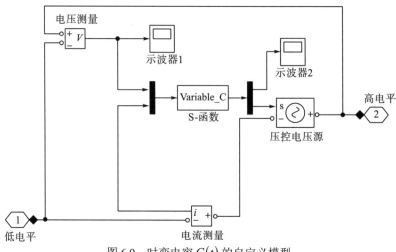

图 6.9　时变电容 $C(t)$ 的自定义模型

2. 时变电容 $C(t)$ 仿真模型的验证

用自建的时变电容模型(图 6.9)和 Simscape^{TM} 中已有的时变电容模型(图 6.5),分别搭建一个简单的左心室循环系统模型 A(Model A)和模型 B(Model B),将所得仿真结果分别与临床所得数据对比,验证模型的正确性。图 6.10 中 Model A 的时变电容为自建的,Model B 的时变电容为 Simscape^{TM} 中已有的,两模型中的其他元件(如电阻 R、电感 L 和电容 C)的值相同。此外,还需定义式(6.4)中的 $E_{max} = 2.75$ 和 $E_{min} = 0.08$,定义式(6.5)中的 HR = 75 bpm,心室容积 $V(t)$ 和心室压力 $P(t)$ 初始值分别为 $V(t) = 90\text{mL}$ 和 $P(t) = 6.9\text{mmHg}$。仿真结果如图 6.11 所示,其中图 6.11(a)显示的是左心室血压和主动脉压随时间变化的情况,图 6.11(b)显示的是主动脉的血流量随时间变化的情况,图 6.11(c)显示的是左心室容积随时间变化的情况。从图中可以看出,Model A 的仿真结果与真实的生理数据更相符,Model B 的仿真结果只有心室压力与生理数据较相近,其余的仿真结果(如主动脉压、主动脉流量和心室容积)与生理数据相差甚远。这也说明了自建的时变电容模型较准确,能较好地模拟人体心室的血流动力学过程。

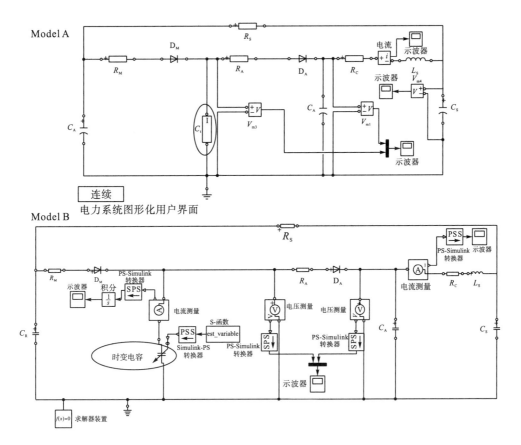

图 6.10　左心室循环系统 Model A 和 Model B

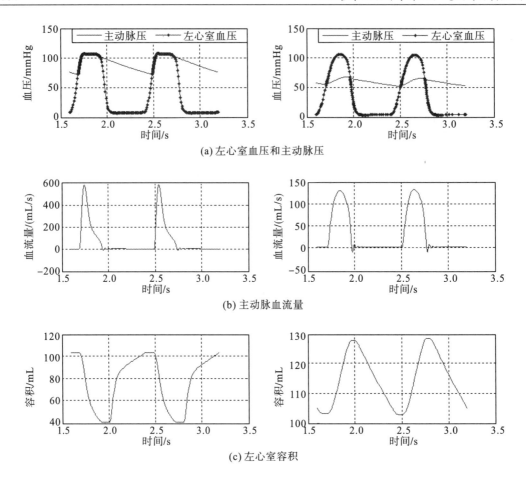

(a) 左心室血压和主动脉压

(b) 主动脉血流量

(c) 左心室容积

图 6.11　Model A 和 Model B 的仿真结果

左图为 Model A 的仿真结果；右图为 Model B 的仿真结果

6.2.2　基于 Simscape™ 的人体全身心血管系统的电参数模型

　　本章所提的人体全身心血管系统电参数模型的拓扑结构如图 6.12 所示，该拓扑图基本反映了人体心血管系统各主要组成部分的真实连接关系。本模型包括人体躯干和脑部主要动脉血管，以及人体上下肢的小动脉和毛细血管，此外还包括了静脉血管、肺部主要血管、左右心室、左右心房、三尖瓣、肺动脉瓣、二尖瓣和主动脉瓣等人体心血管系统的主要构成部分。

　　在本模型中，人体躯干和脑部动脉血管共计有 71 段，其中左右心室的电参数模型如图 6.10 所示，它们的区别在于图 6.6 代码中的"x0"取值略有不同，左心室的 x0=[90, 6.9]，右心室的 x0=[15, 5]。左右心房的电参数模型已在图 6.12 中用圆圈出。人体上下肢的小动脉和毛细血管的电参数模型如图 6.13 所示，只是模型参数取值不同，参数取值见表 6.2。静脉血管和肺部血管的电参数模型见图 6.14，其模型参数取值见表 6.3。每段动脉血管的电参数模型如图 6.1 所示，其名称、生理数据及模型参数的取值已在表 6.4 中列出。

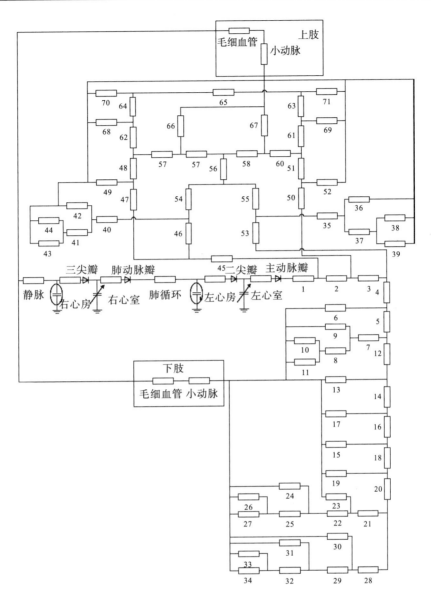

图 6.12　人体全身心血管系统的拓扑图

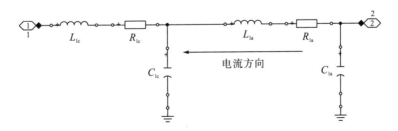

图 6.13　小动脉和毛细血管的电参数模型

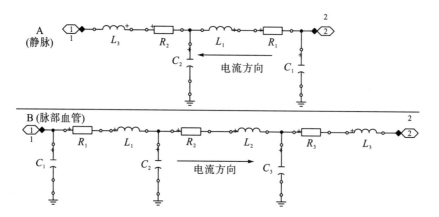

图 6.14　静脉和肺部血管的电参数模型

表 6.2　上下肢的小动脉和毛细血管模型的参数取值

	下肢			上肢		
	R/Ω	L/H	C/F	R/Ω	L/H	C/F
小动脉	0.29	0.003	0.1	0.03	0.0005	15
毛细血管	0.04	0.001	1.5	0.0005	0.0005	15

表 6.3　静脉和肺部血管模型的参数取值

	R_1/Ω	L_1/H	C_1/F	R_2/Ω	L_2/H	C_2/F	R_3/Ω	L_3/H	C_3/F
静脉	0.03	0.0005	75	0.0005	0.0005	15	—	—	—
肺部血管	0.04	0.0005	0.02	0.04	0.0005	0.02	0.005	0.0005	0.02

表 6.4　人体主要动脉血管的生理数据和电模型参数

序号	血管段	l/cm	r/cm	h/cm	$E/(10^6\mathrm{Pa})$	R/Ω	L/H	C/F
1	升主动脉 (ascending aorta)	2.0	1.48	0.163	0.4	3.5826e-5	5.1498e-4	0.0625
2	主动脉弓 I (aortic arch I)	3.0	1.38	0.126	0.4	7.1092e-5	8.8848e-4	0.0983
3	主动脉弓 II (aortic arch II)	4.0	1.30	0.115	0.4	1.2037e-4	0.0013	0.1200
4	胸主动脉 I (thoracic aorta I)	5.5	1.19	0.110	0.4	2.3572e-4	0.0022	0.1323
5	胸主动脉 II (thoracic aorta II)	10.5	1.02	0.110	0.4	8.3369e-4	0.0057	0.1591
6	肋骨间动脉 (intercoastals)	7.3	0.30	0.049	0.4	0.0775	0.0457	0.0063
7	腹动脉 I (celiac I)	2.0	0.33	0.064	0.4	0.0145	0.0104	0.0018
8	腹动脉 II (celiac II)	2.0	0.28	0.064	0.4	0.0280	0.0144	0.0011
9	肝动脉 (hepatic)	6.5	0.27	0.049	0.4	0.1051	0.0503	0.0041

序号	血管段	l/cm	r/cm	h/cm	E/(10^6Pa)	R/Ω	L/H	C/F
10	胃动脉(gastric)	5.5	0.20	0.045	0.4	0.2954	0.0776	0.0015
11	脾动脉(splenic)	5.8	0.17	0.054	0.4	0.5968	0.1132	8.2869e-4
12	腹主动脉 I (abdominal aorta I)	5.3	0.88	0.090	0.4	7.5955e-4	0.0039	0.0630
13	肠系膜上动脉 (sup. mesenteric)	5.0	0.38	0.069	0.4	0.0206	0.0195	0.0062
14	腹主动脉 II (abdominal aorta II)	1.5	0.83	0.080	0.4	2.7164e-4	0.0012	0.0168
15, 17	肾动脉(Renal)	3.0	0.28	0.053	0.4	0.0419	0.0216	0.0020
16	腹主动脉 III (abdominal aorta III)	1.5	0.80	0.080	0.4	3.1474e-4	0.0013	0.0151
18	腹主动脉 IV (abdominal aorta IV)	12.5	0.71	0.075	0.4	0.0042	0.0140	0.0937
19	肠系膜下动脉 (inf. mesenteric)	3.8	0.19	0.043	0.4	0.2506	0.0594	9.5189e-4
20	腹主动脉 V (abdominal aorta V)	8.0	0.59	0.065	0.4	0.0057	0.0130	0.0397
21, 28	髂总动脉(com. iliac)	5.8	0.39	0.060	0.4	0.0215	0.0215	0.0090
22, 29	髂外动脉(ext. iliac)	14.5	0.34	0.053	0.8	0.0933	0.0707	0.0084
23, 30	髂内动脉(int. iliac)	4.5	0.20	0.040	1.6	0.2417	0.0635	3.5334e-4
24, 31	股深动脉 (deep femoral)	11.3	0.20	0.047	0.8	0.6070	0.1593	0.0015
25, 32	股动脉(femoral)	44.3	0.30	0.050	0.8	0.4700	0.2776	0.0188
26, 33	胫后动脉(post. tibial)	34.4	0.18	0.045	1.6	2.8163	0.5988	0.0018
27, 34	胫前动脉(ant. tibial)	32.2	0.25	0.039	1.6	0.7085	0.2906	0.0051
35, 40	锁骨下动脉 II (subclavian II)	39.8	0.32	0.067	0.4	0.3262	0.2192	0.0306
36, 42	桡动脉(radial)	22.0	0.16	0.043	0.8	2.8851	0.4848	0.0016
37, 41	尺动脉 I (ulna I)	6.7	0.22	0.046	0.8	0.2458	0.0781	0.0012
38, 44	骨间动脉(interosseous)	7.0	0.10	0.028	1.6	6.0161	0.3948	9.8150e-5
39, 43	尺动脉 II (ulna II)	17.0	0.19	0.046	0.8	1.1211	0.2656	0.0020
45	头臂动脉 (brachiocephalic)	3.5	0.620	0.080	0.4	0.0020	0.0051	0.0164
46	右锁骨下动脉 I (r. subclavian I)	3.5	0.42	0.067	0.4	0.0097	0.0112	0.0061
47	右颈总动脉 (r. com carotid)	17.7	0.39	0.063	0.4	0.0658	0.0656	0.0262
48, 51	内颈动脉 I (int. carotid I)	17.6	0.29	0.045	0.8	0.2139	0.1180	0.0075
49, 52	外颈动脉(ext. carotid)	17.7	0.20	0.042	0.8	0.9508	0.2496	0.0026
50	左颈总动脉 (l. com carotid)	20.8	0.39	0.063	0.4	0.0773	0.0771	0.0308

序号	血管段	l/cm	r/cm	h/cm	E/(10^6Pa)	R/Ω	L/H	C/F
53	左锁骨下动脉 I (l. subclavian I)	3.5	0.42	0.066	0.4	0.0097	0.0112	0.0062
54, 55	椎动脉(vertebral)	14.8	0.136	0.034	0.8	3.7181	0.4513	8.5977e-4
56	基底动脉(basilar)	2.9	0.162	0.040	1.6	0.3619	0.0623	1.2101e-4
57, 58	大脑后动脉 P1 段 (PCA, P1)	0.5	0.107	0.027	1.6	0.3278	0.0246	8.9065e-6
59, 60	后交通动脉(PCoA)	1.5	0.073	0.018	1.6	4.5396	0.1588	1.2727e-5
61, 62	内颈动脉 II (int. carotid II)	0.5	0.200	0.050	1.6	0.0269	0.0071	3.1408e-5
63, 64	大脑后动脉 A1 段 (ACA, A1)	1.2	0.117	0.029	1.6	0.5504	0.0494	2.6019e-5
65	前交通动脉(ACoA)	0.3	0.074	0.019	1.6	0.8598	0.0309	2.5120e-6
66, 67	大脑后动脉 P2 段 (PCA, P2)	8.6	0.105	0.026	1.6	6.0807	0.4399	1.5033e-4
68, 69	大脑中动脉(MCA)	11.9	0.143	0.036	1.6	2.4458	0.3282	3.7949e-4
70, 71	大脑后动脉 A2 段 (ACA，A2)	10.3	0.120	0.030	1.6	4.2690	0.4034	2.3292e-4

6.3 仿真结果和讨论

表 6.4 中人体主要动脉血管的生理数据来源于 Wang 等[7]和 Alastruey 等[31]，用式(6.3)计算对应位置的生理数据即可得表 6.4 中的电模型参数。在仿真之前，需设定心率 HR = 60 bpm，还需定义式 (6.4) 中的左心室的 $E_{\max} = 2.75$ 和 $E_{\min} = 0.08$ ，右心室的 $E_{\max} = 0.55$ 和 $E_{\min} = 0.05$ ；式(6.5)中的左心室容积 $V(t)$ 和左心室压力 $P(t)$ 初始值分别为 $V(t) = 90$mL 和 $P(t) = 6.9$mmHg ，右心室容积 $V(t)$ 和右心室压力 $P(t)$ 初始值分别为 $V(t) = 15$mL 和 $P(t) = 5$mmHg 。

6.3.1 心室及躯干主要动脉血管的血压研究

在 Simulink 中执行图 6.12 所示拓扑结构模型，图 6.15 为左心室的容积-左心室血压关系图，左心室、左心房、肺静脉及升主动脉的血压-时间关系如图 6.16 所示。其中心脏的每搏输出量为 75mL，左心室和左心房血压的变化范围分别为 3~110mmHg 和 5~9mmHg，升主动脉血压的变化范围为 80~105mmHg。而且本章所描述的模型还准确反映出了动脉血压波在人体内传播的一些本质特征，比如动脉压的收缩压离心脏越远而变得越高，这一特征在图 6.17 中得到了很好的展现。

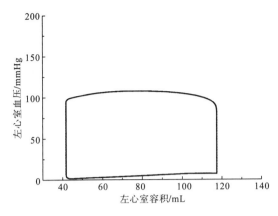

图 6.15　左心室的容积-左心室血压关系图

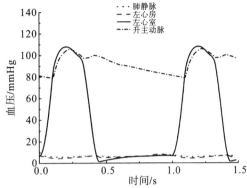

图 6.16　左心室、左心房、肺静脉和升主动脉的血压-时间关系

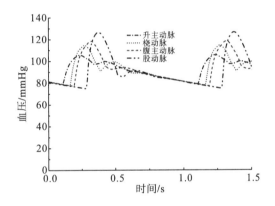

图 6.17　动脉压的收缩压离心脏越远而变得越高

6.3.2　动脉狭窄对心血管系统的影响

　　应用该模型进一步研究动脉狭窄对动脉血压的影响，设定狭窄位于四个部位：胸主动脉 II (thoracic aorta II)、腹主动脉 IV (abdominal aorta IV)、右肾动脉 (r. renal artery) 和右股动脉 (r. femoral artery)。四个位置动脉狭窄程度都设定为 85%，当狭窄程度超过 85% 时，狭窄对平均血流量的影响将会很显著。同时将四个部位的动脉狭窄的长度均设置为 2cm。

　　图 6.18 显示了不同位置的狭窄对左心室血压 (a)、升主动脉血压 (b)、左桡动脉血压 (c)、右前胫动脉血压 (d)、左心室压力-容积环 (e) 和主动脉血压 (f) 的影响。血压波在通过狭窄血管段后有明显的减小。沿着血流方向，收缩压在动脉狭窄近端区域增加，而在远端区域减小。其原因可能为：动脉狭窄反射了来自心脏的前向波，从而增大了狭窄近端区域的后向波，同时减少了通过狭窄的前向波，进而使得远端区域的血压变小。此外，在近端区域血压波变化的共同特征是血压波的波峰会显著增高，而且波峰出现的时间与狭窄位置相关性较大。在图 6.18 (d) 中，除了肾动脉狭窄以外的其他三处狭窄，明显使得收缩压减小和血压波的波峰扁平化，然而当狭窄区域不在其血压波的传播路径上时，其血压波基本不受狭窄

的影响，如肾动脉狭窄对右前胫动脉的血压波几乎没有影响。胸主动脉狭窄比其他几处狭窄对心室动力学的影响大，如图 6.18(e) 所示，每搏量降低明显。腹主动脉、肾和股动脉狭窄对心室动力学几乎没有影响。四处狭窄对主动脉血压的影响不大，如图 6.18(f) 所示。此外，动脉狭窄对左心室血压的影响不显著。

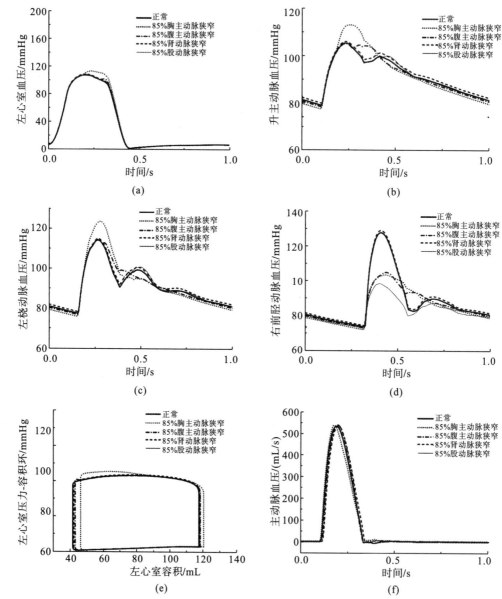

图 6.18 不同位置的狭窄对(a)左心室血压、(b)升主动脉血压、(c)左桡动脉血压、(d)右前胫动脉血压、(e)左心室压力-容积环和(f)主动脉血压产生的影响

在闭环的心血管系统中，动脉狭窄的血流动力学将会影响到整个系统的血流动力学参数。心脏和血管负荷之间的相互作用是决定脉搏波特性的主要因素，因此心脏和血管的相互作用对动脉狭窄的研究很重要。

参 考 文 献

[1] Frank O. Die grundform des arteriellen pulses. Zeitschrift für Biologie, 1899, 37: 483-526.

[2] Westerhof N, Bosman F, Vries C J D, et al. Analog studies of the human systemic arterial tree. Journal of Biomechanics, 1969, 2(2): 121-143.

[3] Schaaf B W, Abbrecht P H. Digital computer simulation of human systemic arterial pulse wave transmission: a nonlinear model. Journal of Biomechanics, 1972, 5(4): 345-364.

[4] Ferreira A D S, Filho J B, Cordovil I, et al. Three-section transmission-line arterial model for noninvasive assessment of vascular remodeling in primary hypertension. Biomedical Signal Processing and Control, 2009, 4(1): 2-6.

[5] John L R. Forward electrical transmission line model of the human arterial system. Medical & Biological Engineering & Computing, 2004, 42(3): 312-321.

[6] McLeod J. PHYSBE: a physiological simulation benchmark experiment. Simulation: Transactions of the Society for Computer Simulation International, 1966, 7(6): 324-329.

[7] Wang J J, Parker K H. Wave propagation in a model of the arterial circulation. Journal of Biomechanics, 2004, 37(4): 457-470.

[8] Canete J F D, Saz-Orozco P D, Moreno-Boza D, et al. Object-oriented modeling and simulation of the closed loop cardiovascular system by using SIMSCAPE. Computers in Biology and Medicine, 2013, 43(4): 323-333.

[9] Campos Arias D, Londono F, Rodríguez Moliner T, et al. Hemodynamic impact of the C-pulse cardiac support device: a one-dimensional arterial model study. Artificial Organs, 2017, 41(10): 141-154.

[10] Blanco P J, Leiva J S, Feijóo R A, et al. Black-box decomposition approach for computational hemodynamics: one-dimensional models. Computer Methods in Applied Mechanics and Engineering, 2011, 200(13-16): 1389-1405.

[11] Reymond P, Bohraus Y, Perren F, et al. Validation of a one-dimensional model of the systemic arterial tree. American Journal of Physiology-Heart & Circulatory Physiology, 2009, 297(1): H208-H222.

[12] Mynard J P, Smolich J J. One-dimensional haemodynamic modeling and wave dynamics in the entire adult circulation. Annals of Biomedical Engineering, 2015, 43(6): 1443-1460.

[13] Campos Arias D, Londono F, Rodriguez Moliner T, et al. Study of wave dynamics of an extra-aortic counterpulsation device in a one-dimensional computer model of the arterial system. Artery Research, 2016 (16): 87.

[14] Karimi A, Navidbakhsh M, Yamada H, et al. A nonlinear finite element simulation of balloon expandable stent for assessment of plaque vulnerability inside a stenotic artery. Medical & Biological Engineering & Computing, 2014, 52(7): 589-599.

[15] Karimi A, Navidbakhsh M, Razaghi R. A finite element study of balloon expandable stent for plaque and arterial wall vulnerability assessment. Journal of Applied Physics, 2014, 116(4): 044701.

[16] Segers P, Taelman L, Degroote J, et al. The aortic reservoir-wave as a paradigm for arterial haemodynamics: insights from three-dimensional fluid–structure interaction simulations in a model of aortic coarctation. Journal of Hypertension, 2015, 33(3): 554-563.

[17] Schiavazzi D E, Kung E O, Marsden A L, et al. Hemodynamic effects of left pulmonary artery stenosis after superior cavopulmonary connection: a patient-specific multiscale modeling study. Journal of Thoracic & Cardiovascular Surgery, 2015, 149(3): 689-696.

[18] Xiao H, Avolio A, Huang D. A novel method of artery stenosis diagnosis using transfer function and support vector machine based on transmission line model: a numerical simulation and validation study. Computer Methods and Programs in Biomedicine, 2016, 129: 71-81.

[19] Ellahi R, Rahman S U, Gulzar M M, et al. A mathematical study of non-Newtonian micropolar fluid in arterial blood flow through composite stenosis. Applied Mathematics & Information Sciences, 2014, 8(4): 1567-1573.

[20] Abdi M, Karimi A, Navidbakhsh M, et al. Modeling of cerebral aneurysm using equivalent electrical circuit (Lumped Model). Perfusion, 2014, 29(2): 142-152.

[21] Levitt M R, McGah P M, Aliseda A, et al. Cerebral aneurysms treated with flow-diverting stents: computational models with intravascular blood flow measurements. American Journal of Neuroradiology, 2014, 35(1): 143-148.

[22] Blanco P J, Feijóo R A. A dimensionally-heterogeneous closed-loop model for the cardiovascular system and its applications. Medical Engineering & Physics, 2013, 35(5): 652-667.

[23] Lungu A, Wild J M, Capener D, et al. MRI model-based non-invasive differential diagnosis in pulmonary hypertension. Journal of Biomechanics, 2014, 47(12): 2941-2947.

[24] Sarrami-Foroushani A, Villa-Uriol M C, Esfahany M N, et al.Modeling of the acute effects of primary hypertension and hypotension on the hemodynamics of intracranial aneurysms. Annals of Biomedical Engineering, 2015, 43(1): 207-221.

[25] Phillips C. A simple lumped parameter model of the cardiovascular system. Fort Collins: Colorado State University, 2011.

[26] Fernandez D C J, Luque J, Barbancho J, et al. Modelling of long-term and short-term mechanisms of arterial pressure control in the cardiovascular system: an object-oriented approach. Computers in Biology and Medicine, 2014, 47: 104-112.

[27] Abdolrazaghi M, Navidbakhsh M, Hassani K. Mathematical modelling and electrical analog equivalent of the human cardiovascular system. Cardiovascular Engineering, 2010, 10(2): 45-51.

[28] Liang F, Takagi S, Himeno R, et al. Multi-scale modeling of the human cardiovascular system with applications to aortic valvular and arterial stenoses. Medical & Biological Engineering & Computing, 2009, 47(7): 743-755.

[29] LaCourse J R, Mohanakrishnan G, Sivaprasad K. Simulations of arterial pressure pulses using a transmission line model. Journal of Biomechanics, 1986, 19(9): 771-780.

[30] Suga H. Cardiac energetics: from E_{max} to pressure–volume area. Clinical and Experimental Pharmacology and Physiology, 2003, 30(8): 580-585.

[31] Alastruey J, Parker K H, Peiró J, et al. Modelling the circle of Willis to assess the effects of anatomical variations and occlusions on cerebral flows. Journal of Biomechnics, 2007, 40(8): 1794-1805.

第 7 章　基于传输线模型的动脉硬化与狭窄诊断研究

动脉硬化和狭窄是两种主要的心血管疾病,提取反映这两种疾病的诊断指标是十分有意义的。通过理论或仿真验证诊断指标的可行性,是仪器研发和临床实验必需的前期研究工作。本章主要介绍基于传输线模型的动脉硬化和动脉狭窄的数值仿真,以及动脉硬化和狭窄的相关指标或参数的计算方法,并讨论利用支持向量机和输入阻抗或传递函数预测动脉狭窄的可行性。

7.1　动脉硬化参数的计算与仿真分析

7.1.1　动脉硬化指数

动脉硬化指数(arteriosclerosis index,ASI)是一个没有量纲的、表明血管硬化程度的重要参数[1, 2]。ASI 可以表明动脉管壁的弹性,能够作为心血管病症的一个独立的预测因子[3, 4]。

ASI 是通过袖带放气过程中袖带压力和脉搏波形求出的。一般取最大峰值(平均压对应峰值)前后峰值最接近 80%最大峰值的脉搏波,这两个脉搏波峰值所对应的袖带压差值乘上特定系数便得到 ASI[1]。

在测量 ASI 时,首先确定最大脉搏波峰值 P_{max} ,也就是平均动脉压(mean arterial pressure,MAP)所对应的脉搏波,然后在该最大脉搏波的前后找出峰值最近似 $P_{max} \times 80\%$ 的脉搏波,这两个脉搏波峰值对应的袖带压(分别定义为 P_1 和 P_2)之差再乘以一个系数,即可得 ASI 值,其计算示意图如图 7.1 所示,其计算公式为

$$\text{ASI} = K \times \left(P_1 - P_2 \right) \tag{7.1}$$

其中,K 为修正系数,与测试者的具体情况有关,如吸烟、性别、年龄和身体状况。

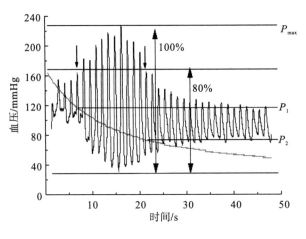

图 7.1　ASI 计算示意图

7.1.2　脉搏波传播波速

心脏周期性地收缩与舒张，导致动脉系统中的血液压力周期性变化，同时，也导致血管壁周期性地扩张与收缩。这种周期性的血管扩张和收缩形成了在血管中传播的脉搏波。这种脉搏波会以一定的传播速度由心脏传播到全身各处。脉搏波的传播速度主要由动脉的物理参数决定，如动脉壁厚度、动脉壁的杨氏弹性模量等[5, 6]，所以脉搏波传播速度(pulse wave velocity，PWV)可以反映这些参数的变化，判断动脉是否硬化[7]。

在 PWV 的测量中，使用了一种通过同步检测、采集上臂肱动脉脉搏信号和脚踝动脉脉搏信号来测定肱踝脉搏波传播速度 (baPWV) 的有效两点无创检测方法[8]，并利用 baPWV 作为评价人体动脉硬化程度的敏感参数对动脉弹性进行评估。PWV 的具体计算公式如式(7.2)所示。

$$\text{PWV} = L \big/ \Delta t \tag{7.2}$$

其中，L 为肱动脉测量点到脚踝动脉测量点的距离，一般取两个袖带中部位置的距离；Δt 为脉搏波传播这段距离所需要的时间，需要通过波形分析求出此值，一般采用肱动脉和脚踝动脉脉搏波波足的时间差[8, 9]。PWV 的计算原理图如图 7.2 所示。

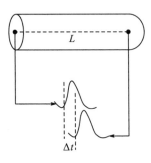

图 7.2　PWV 的测量原理

为了求得 Δt ，需要检测出脉搏波的波足，即起跳点 C 点。因为干扰因素的存在，系统很难得到理想的脉搏波，即脉搏波的起跳点不一定就在波谷的位置。如图 7.3 所示，A 为波谷的位置，但检测系统要找的起跳点为 C 点，可见两点并不重合。利用最陡切线与过波谷水平线的交点，确定起跳点 C，其示意图如图 7.3 所示。

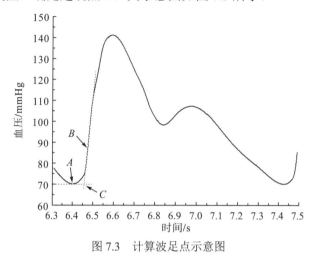

图 7.3　计算波足点示意图

7.1.3　大动脉顺应性和小动脉顺应性

动脉弹性指标用大动脉弹性指数 (C_1) 和小动脉弹性指数 (C_2) 表示[10, 11]，C_1 是舒张期血流容积减小与压力下降之间的比值，又叫容量顺应性，主要反映近端弹性腔大动脉顺应性；C_2 是舒张期血流容积振荡变化与振荡压力变化之间的比值，又叫振荡顺应性，主要反映远端弹性腔小动脉和微循环顺应性[12]。C_1 和 C_2 的计算公式是由双弹性腔四元件集总电网络模型推导出来的。

1. 双弹性腔四元件集总电网络模型

四元件集总电网络模型将人体主动脉及其主要分支看作两个弹性腔。第一个弹性腔表征主动脉弓及其主要分支的集总顺应性 C_1；第二个弹性腔表征腹主动脉及其主要分支的集总顺应性 C_2；连接两腔体的血柱 L 表征血液的惯性。心脏收缩时，血液 Q_{in} 由心室进入第一个弹性腔 C_1 与血柱 L，而后进入第二个弹性腔 C_2，最后流经集总的外周阻力 R 而进入静脉腔，如图 7.4 所示。

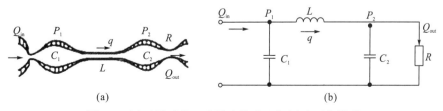

图 7.4　(a) 动脉系统双弹性腔模型及其 (b) 电网络模型

系统的状态方程可写成:

$$\begin{cases} \dfrac{\mathrm{d}q}{\mathrm{d}t} = \dfrac{1}{L}(P_1 - P_2) \\[2mm] \dfrac{\mathrm{d}P_1}{\mathrm{d}t} = \dfrac{1}{C_1}(Q_{\mathrm{in}} - q) \\[2mm] \dfrac{\mathrm{d}P_2}{\mathrm{d}t} = \dfrac{1}{C_2}\left(q - \dfrac{P_2}{R}\right) \end{cases} \tag{7.3}$$

消去 q、P_1 得三阶微分方程:

$$\frac{\mathrm{d}^3 P_2}{\mathrm{d}t^3} + \frac{1}{RC_2}\left(\frac{\mathrm{d}^2 P_2}{\mathrm{d}t^2}\right) + \left(\frac{1}{LC_1} + \frac{1}{LC_2}\right)\frac{\mathrm{d}P_2}{\mathrm{d}t} + \frac{1}{LRC_1C_2}P_2 = \frac{1}{LC_1C_2}Q_{\mathrm{in}} \tag{7.4}$$

其特征方程为

$$S^3 + \frac{1}{RC_2}S^2 + \left(\frac{1}{LC_1} + \frac{1}{LC_2}\right)S + \frac{1}{LRC_1C_2} = 0 \tag{7.5}$$

在血流量 Q_{in} 为已知的条件下,可对三阶线性微分方程(7.4)求解。其中 $Q_{\mathrm{in}} = 0$ 时可以求出解析解,而 $Q_{\mathrm{in}} \neq 0$ 时,只有数值解,为方便计算只介绍解析模式,即本书后面的计算都假设 $Q_{\mathrm{in}} = 0$。

2. C_1 和 C_2 的公式推导

实际上,$Q_{\mathrm{in}} = 0$ 对应于心室的舒张期,即 $T_s \leqslant t \leqslant T$($T_s$ 为心脏的收缩时间,T 为心脏的心动周期),相当于心室射血结束舒张开始。心室的舒张期与脉搏波的降支部分相联系,它包含着心血管丰富的生理信息,如主波、波潮与重搏波等振荡波纹,是脉搏波研究的主要部分。从系统分析角度,收缩期心室射血,血流量 Q_{in} 实际上可近似看作脉冲激励信号。在收缩期末舒张开始时,射血停止,可看作系统具有零输入,而输出的脉搏波降支则可看作其响应。这时,系统相当于一个非强迫系统,其解的标准形式为 $x = k\mathrm{e}^{St}$,其中,k 为一常向量,S 为标量。其解的一般形式为

$$x(t) = a_1 k_1 \mathrm{e}^{S_1 t} + a_2 k_2 \mathrm{e}^{S_2 t} + a_3 k_3 \mathrm{e}^{S_3 t} \tag{7.6}$$

由于特征方程(7.5)的系数为实数,考虑到脉搏波的降支部分有振荡波纹,其特征根 S_1、S_2、S_3 必须为一个实数和两个共轭复数,可写成

$$\begin{cases} S_1 = -\alpha_2 \\ S_2 = -\alpha_4 + \mathrm{j}\alpha_5 \\ S_3 = -\alpha_4 - \mathrm{j}\alpha_5 \end{cases} \tag{7.7}$$

特征方程可表示为

$$\begin{aligned} (S - S_1)(S - S_2)(S - S_3) &= S^3 - (S_1 + S_2 + S_3)S^2 + (S_1 S_2 + S_1 S_3 + S_2 S_3)S - S_1 S_2 S_3 \\ &= S^3 + (\alpha_2 + 2\alpha_4)S^2 + (2\alpha_2\alpha_4 + \alpha^2_4 + \alpha^2_5)S + \alpha_2(\alpha^2_4 + \alpha^2_5) \end{aligned}$$

即

$$\begin{cases} \dfrac{1}{RC_2} = \alpha_2 + 2\alpha_4 = m \\[3mm] \dfrac{1}{LC_1} + \dfrac{1}{LC_2} = 2\alpha_2\alpha_4 + \alpha_4^2 + \alpha_5^2 = n \\[3mm] \dfrac{1}{LC_1C_2} = \alpha_2(\alpha_4^2 + \alpha_5^2) = w \end{cases} \tag{7.8}$$

两个弹性腔的顺应性 C_1、C_2 和血液惯性 L 的表达式为

$$\begin{cases} C_1 = \dfrac{mn-w}{mn}\dfrac{1}{R} \\[3mm] C_2 = \dfrac{1}{mR} \\[3mm] L = \dfrac{m^2}{mn-w}R \end{cases} \tag{7.9}$$

考虑到血液惯性 L 是无个体差异性的,若将它看作常数(本实验计算时 $L=0.025$),则式 (7.9) 将改为

$$\begin{cases} C_1 = \dfrac{m}{nL} \\[3mm] C_2 = \dfrac{m}{L(mn-w)} \\[3mm] R = \dfrac{L(mn-w)}{m^2} \end{cases} \tag{7.10}$$

再根据式(7.8),式(7.10)可写为

$$\begin{cases} C_1 = \dfrac{m}{nL} = \dfrac{\alpha_2 + 2\alpha_4}{(2\alpha_2\alpha_4 + \alpha_4^2 + \alpha_5^2)L} \\[3mm] C_2 = \dfrac{m}{L(mn-w)} = \dfrac{\alpha_2 + 2\alpha_4}{2\alpha_4(\alpha_2^2 + 2\alpha_2\alpha_4 + \alpha_4^2 + \alpha_5^2)L} \\[3mm] R = \dfrac{L(mn-w)}{m^2} \end{cases} \tag{7.11}$$

式(7.11) 表明,在假定 L 固定的条件下,C_1、C_2、R 只与 α_2、α_4、α_5 有关,与其他项无关。由于本实验只需要计算动脉弹性指数 C_1、C_2 的值, R 的值暂且不作计算考虑。

由上面的分析可知,要想得到 C_1、C_2 的值,如果能够通过某种方式对所测得的舒张期的曲线进行分析,得到 α_2、α_4、α_5,再代入 C_1、C_2 的计算公式就可以求解。

将双弹性腔的解 $p_2(t)$ 看作是系统在零输入状态下的响应,根据非强迫系统解的一般形式,式(7.11)可写成

$$p_2(t) = \alpha_1 e^{-\alpha_2 t} + \alpha_3 e^{-\alpha_4 t} \cos(\alpha_5 t + \alpha_6) \tag{7.12}$$

从式(7.12)可以看出,它是由指数衰减分量 $\alpha_1 e^{-\alpha_2 t}$ 和以余弦为包络的指数衰减分量 $\alpha_3 e^{-\alpha_4 t} \cos(\alpha_5 t + \alpha_6)$ 两部分叠加而成的,如图 7.5 所示。当然图中所示只是模拟表示,与真

实的脉搏波舒张期还是有一定的差距的。

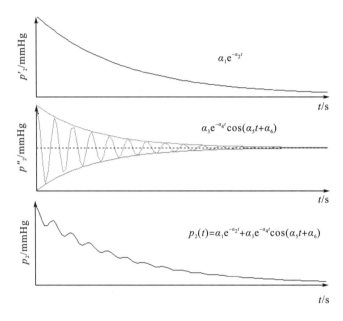

图 7.5　脉搏波舒张期的三个分量及其合成示意图

式(7.12)中，α_1、α_3 为幅值参数，α_1 决定脉搏波的最大值(主波)，α_3 主要反映脉搏波中的振荡成分，即潮波、重搏波等波纹的幅值，且 $\alpha_1 > \alpha_3$。通过对大量的脉搏波舒张期波形分析可以得出以下关于参数的一些有用结论：

(1) α_2、α_4 为衰减参数，它们分别反映脉搏波曲线衰减趋势的快慢和振荡衰减的速度，一般 $\alpha_4 > \alpha_2$。

(2) α_5 为频率参数，它是振荡频率，反映出脉动波纹的多少。

(3) α_6 为相位参数，它反映脉搏波在主波附近的变化速度：当 α_6 为 0 时，变化速度最小(相当于高阻)；当 $\alpha_6 = \pi / 2$ 时，变化速度最大(相当于低阻)。

因此，取 $\alpha_1 \sim \alpha_6$ 六个参数的不同数值可组合出具有各种振荡波纹的曲线，近似描绘出脉搏波压力曲线降支部分的主要特征和趋势。如果能够把生理变化和 $\alpha_1 \sim \alpha_6$ 参数联系起来，那么在医学上也为脉图的识别和分类提供了可能性。

7.1.4　动脉硬化的仿真分析

利用与第 4 章中相同的 55 段动脉树模型、输入波形和参数，对动脉不同硬化情况($75\%E_0$，E_0，$125\% E_0$)进行仿真[13, 14]。正常情况(E_0)下，从升主动脉到胫动脉的血压和血流量波形的仿真结果如图 7.6 和图 7.7 所示。波面上黑色曲线代表各段动脉入口处的血压和血流量波形。从图 7.6 和图 7.7 中可以得到脉搏波传播的基本特征，如离心距离越大收缩压越大，二重峰逐渐减小；相反，血流峰值逐渐减小，反流现象逐渐消退。从图 7.6

和图 7.7 中可以清楚地看到脉搏波传播的时间延迟，即波足点逐渐延迟。通过计算可得，从升主动脉到股动脉（84.1cm）的波足点时间差为 0.14s，即脉搏波速为 600.7cm/s。

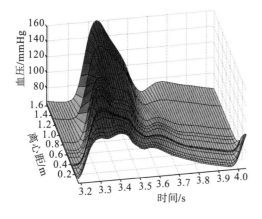 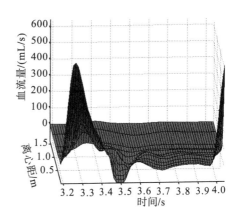

图 7.6　从升主动脉到胫动脉的血压波形　　　图 7.7　从升主动脉到胫动脉的血流量波形

图 7.6 和图 7.7 中具体的血流动力学参数如表 7.1 所示。

表 7.1　主要动脉的血流动力学参数

名称	段号	收缩压(SBP)/mmHg	舒张压(DBP)/mmHg	脉压(PP)/mmHg	均压(MP)/mmHg	最大血流(PF)/(mL/s)	最小血流(VF)/(mL/s)	血流峰峰值(Fpp)/(mL/s)	血流均值(MF)/(mL/s)
升主动脉(ascending. aorta)	1	111.95	69.68	42.27	91.98	640.68	−98.12	738.80	100.42
左颈总动脉(l. carotid)	11	120.35	69.45	50.90	91.87	44.83	−17.19	62.02	4.89
胸主动脉 I(thoracic aorta I)	12	113.75	69.26	44.49	91.97	432.78	−48.16	480.94	78.04
腹主动脉 IV(abdominal aorta IV)	31	129.92	68.16	61.76	92.28	222.02	−70.04	292.06	24.27
左髂外动脉(l. ext. iliac)	50	133.87	67.34	66.53	91.95	42.15	−11.71	53.86	9.00
左股动脉(l. femoral)	53	144.10	66.36	77.74	92.65	33.08	−14.75	47.82	5.55
左胫前动脉(l. ant. tibial)	55	154.54	65.47	89.07	109.21	17.57	−2.36	19.93	5.37
左锁骨下动脉 I(l. subclavian I)	15	113.29	69.41	43.88	91.96	32.14	−2.32	34.46	6.56
左锁骨下动脉 II(l. subclavian II)	17	125.91	69.13	56.78	91.54	35.00	−9.24	44.24	4.45
左桡动脉(l. radial)	19	126.78	68.91	57.87	90.90	4.92	1.43	3.48	2.17

注：SBP, systolic blood pressure, 收缩压；DBP, diastolic blood pressure, 舒张压；PP, pulse pressure, 脉压；MP, mean pressure, 均压；PF, peak flow, 最大血流；VF, valley flow, 最小血流；Fpp, peak to peak flow, 血流峰峰值；MF, mean flow, 血流均值。

1. 动脉弹性对血压和血流量波形的影响

动脉弹性的退化通常出现在年龄增大和动脉粥样硬化等疾病发生的情况下,代表着全身动脉的整体硬化。为了仿真动脉弹性退化对血压和血流的影响,我们改变动脉的杨氏模量为正常情况(E_0)的75%和125%,并与正常情况下的血压和血流量波形进行了比较,其结果如图7.8和图7.9所示。图7.8和图7.9分别显示了升主动脉、左肱动脉、左股动脉的血压和血流量波形。由图可以看出,随着杨氏模量的逐渐增加:①三处动脉段的SBP、PP、PF和Fpp逐渐增加,但DBP和VF逐渐减小;②波足点时间差缩小;③升主动脉的增强指数逐渐增加,血流的反流现象越明显,这表明脉搏波反射的增加。

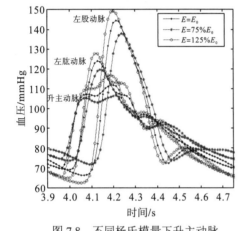 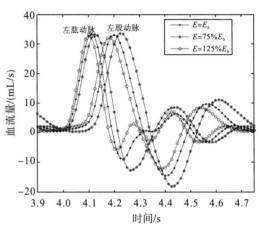

图7.8　不同杨氏模量下升主动脉、　　　　　　图7.9　不同杨氏模量下左肱动脉
左肱动脉和左股动脉的血压波形　　　　　　　　　和左股动脉的血流量波形

这些特征与理论符合得较好:由Moens-Korteweg方程可知,杨氏模量E的增加导致脉波波速的增加,脉搏波传播加快,同时也改变了传播常数γ、特征阻抗Z_0、终端反射系数Γ。

2. 动脉黏性对血压和血流量波形的影响

动脉黏性对特征阻抗和传播常数的影响可以用式(4-17)、式(4-18)表示。将参数φ_0设定为5°、10°和15°,分别表示低黏性、正常黏性和高黏性情况,并进行仿真计算。图7.10和图7.11为三种不同黏性情况下升主动脉、左肱动脉和左股动脉的血压和血流量波形。由图可以看出,SBP、PP、PF和Fpp随着动脉黏性的增加逐渐减小,DBP和VF则逐渐增加。从改变幅度来看,股动脉血压波形的变化比升主动脉和肱动脉更为明显。所有的变化趋势和动脉黏性的抑制效应相符合。

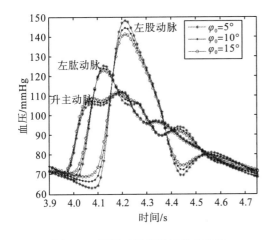

图 7.10　不同动脉黏性下升主动脉、
左肱动脉和左股动脉的血压波形

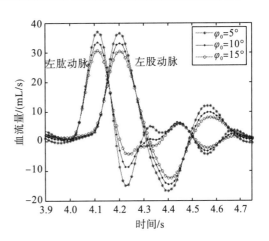

图 7.11　不同动脉黏性下左肱动脉
和左股动脉的血流量波形

7.2　动脉狭窄参数的计算与仿真分析

7.2.1　踝臂指数的计算

血液在人体动脉中流动时，在下肢动脉产生的血压和上肢动脉产生的血压之间存在着差异，目前，临床上将该差异定义了一个新的血管动力学参数：踝臂指数(ankle-brankle index，ABI)。该参数是踝部动脉(通常取胫后动脉或足部动脉)收缩压与肱动脉收缩压之比[15, 16]。即

$$\text{ABI} = \frac{\text{下踝收缩压}}{\text{上臂收缩压}} \tag{7.13}$$

由于正常人四肢血压并无多大差异，踝动脉基本等于或稍大于肱动脉压，而外周动脉疾病患者一般下肢动脉会有粥样硬化而导致外周动脉狭窄，此狭窄达到临界水平而导致狭窄远端灌注压降低时，踝动脉压降低，其降低的程度大致与病变的严重程度成正比。正是基于这一原理，临床通过检测 ABI 参数可以准确地诊断和评估测试者的下肢外周动脉血管状况[17]。

ABI 检测的具体实现步骤如下：

(1)测量得到四肢收缩压。即左肱动脉、右肱动脉、左踝动脉、右踝动脉的收缩压。

(2)若两侧肱动脉收缩压小于等于 10mmHg，则分别计算：右侧踝臂指数 ABI_r=右踝 SBP/右肱 SBP；左侧踝臂指数 ABI_l=左踝 SBP/左肱 SBP。若两侧肱动脉收缩压之差大于 10mmHg，则以两侧的高值为肱动脉收缩压；分别计算出左右 ABI。且在此情况下，可以判断大动脉炎症和锁骨下动脉狭窄等上肢动脉的异常情况，可以推断有锁骨下动脉硬化疑似。

(3)最后取左右两侧 ABI 的低值作为该患者的 ABI 纳入统计学分析。

(4) 判定 ABI。ABI 作为诊断阻塞性动脉硬化症(arteriosclerosis obliterans，ASO)的指标被普遍使用，其判断标准是由美国心脏学会（American Heart Association，AHA）1993年制定的，如表 7.2 所示。

表 7.2　ABI 判定标准

ABI 值	结论
ABI≥1.4	有血管钙化的疑似
0.9<ABI<1.4	正常
0.8<ABI≤0.9	有动脉阻塞的可能性
0.5≤ABI<0.8	至少有一处动脉阻塞
ABI<0.5	有多处存在动脉阻塞

7.2.2　动脉狭窄的仿真分析

为了研究动脉狭窄对动脉树中各段动脉的血压和血流量波形的影响，在 55 段动脉树模型的基础上利用传输线模型对其进行了仿真[18]。在仿真中，任何一段动脉都可设定为动脉狭窄段。为了分析不同动脉段狭窄对血压和血流的影响，每次仿真只选定其中一段动脉作为狭窄段，其他 54 段为正常动脉段。

本节仿真选定了 3 个具有代表性的动脉段设为狭窄段：段 11、段 25 和段 49。狭窄程度利用动脉横截面面积比值衡量。为了分析同一段动脉不同狭窄程度对动脉树中血压和血流的影响，仿真中分别设狭窄度为：50%、70%、80% 和 90%。

1. 颈动脉狭窄对动脉树血压和血流的影响

设定颈动脉段 11 处发生不同程度的狭窄，并进行了仿真。狭窄度为 70% 和 90% 时，升主动脉至胫动脉的血压和血流量波形如图 7.12 和图 7.13 所示。对比两图可以看出，血压和血流量波形几乎没有变化。

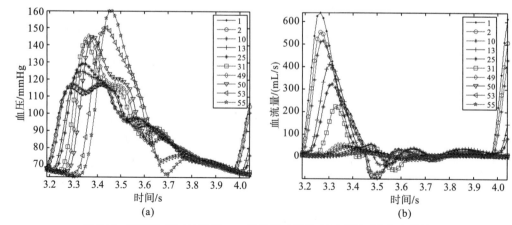

图 7.12　颈动脉(段 11)狭窄 70% 时各段动脉的(a)血压和(b)血流量波形

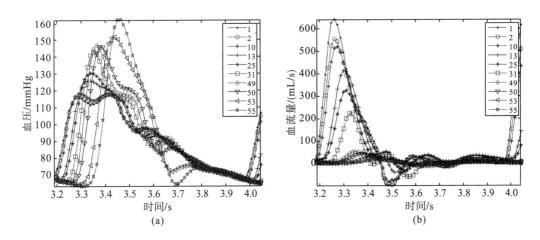

图 7.13　颈动脉 (段 11) 狭窄 90% 时各段动脉的 (a) 血压和 (b) 血流量波形

为了对比分析颈动脉不同狭窄度对其他动脉血压和血流量的微小影响，我们对结果进行了对比和放大。图 7.14 所示为颈动脉 (段 11) 不同狭窄度时对升主动脉的血压波形的影响。由图可得：颈动脉狭窄对升主动脉产生了一定影响，但该影响十分微小，狭窄度为 90% 时血压增加约 1mmHg。另外，计算表明：颈动脉狭窄对升主动脉血流量的影响比血压更小。

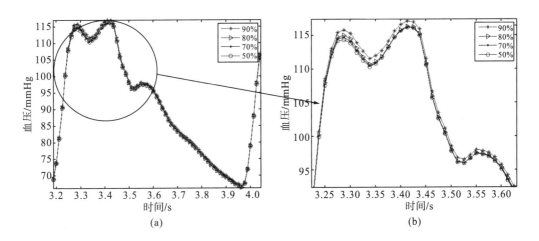

图 7.14　颈动脉 (段 11) 分别狭窄 50%、70%、80% 和 90% 时升主动脉 (段 1) 的血压波形

同样的情况出现在桡动脉，如图 7.15 所示为颈动脉狭窄为 50%、70%、80% 和 90% 时桡动脉的血压波形及放大图。由图可得同样结果：颈动脉狭窄对桡动脉产生了一定影响，但该影响十分微小，狭窄度为 90% 时血压增加约 1mmHg。

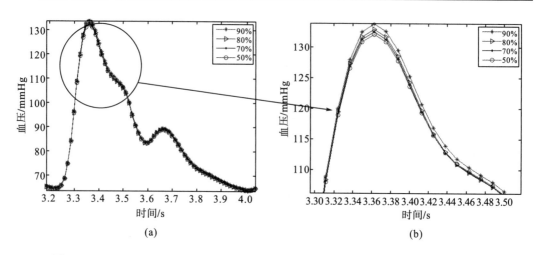

图 7.15　颈动脉(段 11)分别狭窄 50%、70%、80%和 90%时桡动脉(段 19)的血压波形

图 7.16 为颈动脉狭窄对下游动脉血压和血流量的影响。由图可以看出颈动脉狭窄对左内颈动脉(段 40)的血压和血流量影响较大。随着狭窄程度的增加：①血压和血流量的峰值逐渐降低，且下降速度逐渐增快；②血压波谷也有所降低，但幅度较波峰要小；③血压波峰有所延迟；④血流量波形的振荡减弱。

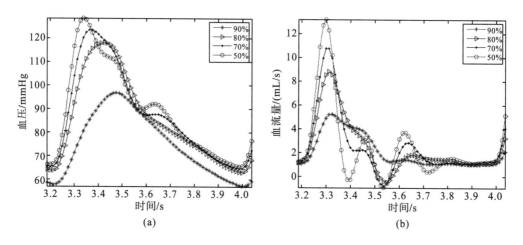

图 7.16　颈动脉(段 11)分别狭窄 50%、70%、80%

和 90%时左内颈动脉(段 40)的(a)血压和(b)血流量波形

综上可得：颈动脉狭窄对上游近心端动脉及相连动脉段影响较小，可以忽略；对下游远心端动脉的影响较大，且当狭窄度大于 80%时血压下降很大，可能影响下游远心端动脉及相邻器官的血液供给。

2. 主动脉狭窄对动脉树血压和血流的影响

动脉狭窄时常发生在主动脉中，我们取主动脉(段 25)为例，将其设为狭窄段，分析其对前后动脉段血压和血流的影响。图 7.17 和图 7.18 为主动脉(段 25)狭窄 70%和 90%时各段动脉的血压和血流量波形。对比两图可得，不同狭窄程度下，血压和血流发生较为明显的变化。

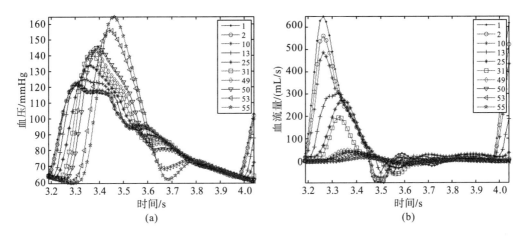

图 7.17　主动脉(段 25)狭窄 70%时各段动脉的(a)血压和(b)血流量波形

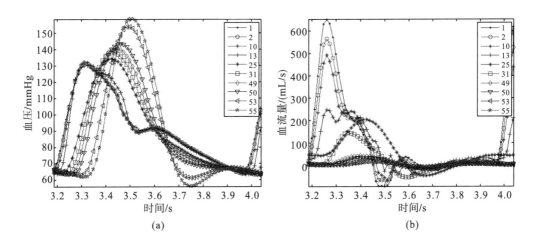

图 7.18　主动脉(段 25)狭窄 90%时各段动脉的(a)血压波形和(b)血流量波形

为详细分析主动脉狭窄对血压和血流量波形的影响，我们选择了几个感兴趣的动脉段[升主动脉(段 1)、颈动脉(段 11)、桡动脉(段 19)和胫动脉(段 55)]进行对比研究。

主动脉(段 25)分别狭窄 50%、70%、80%和 90%时升主动脉(段 1)和颈动脉(段 11)的血压波形如图 7.19 所示。由图可以看出：主动脉狭窄对升主动脉(段 1)和颈动脉(段 11)的血压影响较大，当狭窄度为 90%时，升主动脉(段 1)和颈动脉(段 11)的收缩压上升约 15mmHg，舒张压变化不大。

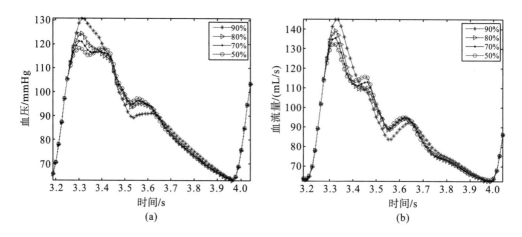

图 7.19　主动脉(段 25)分别狭窄 50%、70%、80%和 90%时
(a)升主动脉(段 1)和(b)颈动脉(段 11)的血压波形

　　主动脉(段 25)分别狭窄 50%、70%、80%和 90%时桡动脉(段 19)的血压和血流量波形如图 7.20 所示。图 7.20(a)的收缩压变化与图 7.19 相似。从波形上看,当狭窄度增加到 90%时,升主动脉(段 1)、颈动脉(段 11)和桡动脉(段 19)的波形大致相同,只是收缩压和舒张压略有不同。从图 7.20(b)可以看出,随着狭窄度的增加,桡动脉中的血流量有所增加,当狭窄度增加到 90%时,血流量增加 0.8mL/s。

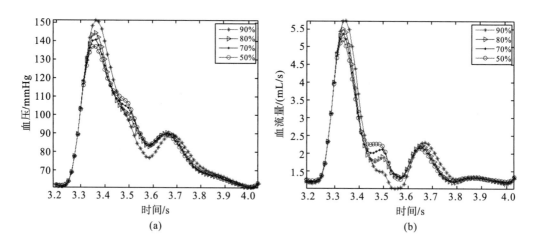

图 7.20　主动脉(段 25)分别狭窄 50%、70%、80%和 90%时桡动脉(段 19)的(a)血压和(b)血流量波形

　　主动脉(段 25)分别狭窄 50%、70%、80%和 90%时胫动脉(段 55)的血压和血流量波形如图 7.21 所示。随着狭窄度的增加,血流量波形的峰值有较明显的下降,但血压波形的峰值先有微小的上升后开始下降。总体波形变化不大。

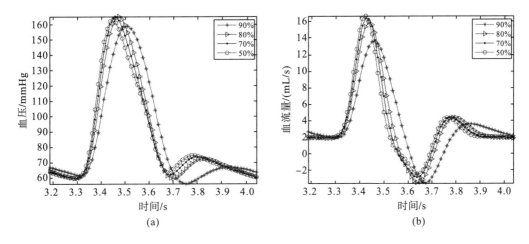

图 7.21　主动脉(段 25)分别狭窄 50%、70%、80% 和 90% 时胫动脉段 55 的(a)血压和(b)血流量波形

综上所述：当主动脉(段 25)的狭窄程度低于 80% 时，对上游动脉段的血压和血流量的影响大于下游动脉段；当主动脉(段 25)的狭窄程度高于 80% 时，对上游和下游动脉段的血压和血流影响都十分明显。

3. 髂动脉狭窄对动脉树血压和血流的影响

动脉狭窄常出现在动脉分叉处，为此我们以髂动脉(段 49)为例，将其设为狭窄段，分析其对前后动脉段血压和血流的影响。图 7.22 和图 7.23 分别为髂动脉(段 49)狭窄 70% 和 90% 时各段动脉的血压和血流量波形。对比两图可得，不同狭窄程度下，血压和血流发生很明显的变化，变化主要表现在髂动脉(段 49)的下游动脉段的血压和血流量。

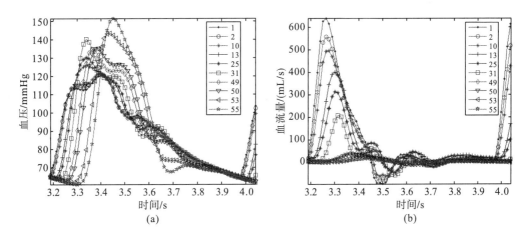

图 7.22　髂动脉(段 49)狭窄 70% 时各段动脉的(a)血压和(b)血流量波形

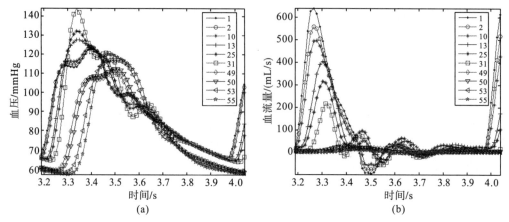

图7.23　髂动脉(段49)狭窄90%时各段动脉的(a)血压和(b)血流量波形

为详细分析髂动脉狭窄对血压和血流量波形的影响,我们选择了几个感兴趣的动脉段[升主动脉(段1)、颈动脉(段11)、桡动脉(段19)、主动脉(段31)和胫动脉(段55)]进行对比研究。

髂动脉(段49)分别狭窄50%、70%、80%和90%时升主动脉(段1)和颈动脉(段11)的血压波形如图7.24所示。由图可以看出髂动脉(段49)狭窄对升主动脉(段1)和颈动脉(段11)的血压影响不大。当狭窄度为90%时,升主动脉(段1)和颈动脉(段11)的反射波峰上升约3mmHg,舒张压变化不大。另外,分析可知血流量波形的变化很小。

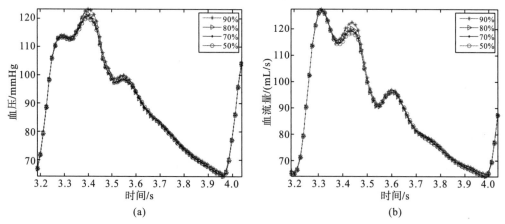

图7.24　髂动脉(段49)分别狭窄50%、70%、80%和90%时
(a)升主动脉(段1)和(b)颈动脉(段11)的血压波形

髂动脉(段49)分别狭窄50%、70%、80%和90%时桡动脉(段19)和主动脉(段31)的血压波形如图7.25所示。由图可以看出髂动脉(段49)狭窄对桡动脉(段19)和主动脉(段31)的血压影响和对升主动脉(段1)和颈动脉(段11)的影响一样不大。当狭窄度为90%时,桡动脉(段19)和主动脉(段31)的反射波峰上升3~5mmHg,舒张压变化不大。另外,分析可知血流量波形的变化很小。

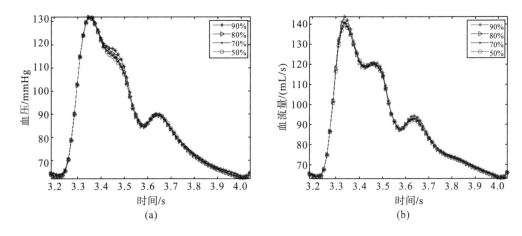

图 7.25　髂动脉(段 49)分别狭窄 50%、70%、80%和 90%时(a)桡动脉

(段 19)和(b)主动脉(段 31)的血压波形

髂动脉(段 49)分别狭窄 50%、70%、80%和 90%时胫动脉(段 55)的血压和血流量波形如图 7.26 所示。随着狭窄度的增加，血压和血流量波形的波峰有较明显的下降，且呈加速下降的趋势。当狭窄超过 80%时，舒张压开始下降，下降幅度为 5mmHg。血流量波形呈现向中间压缩的趋势。

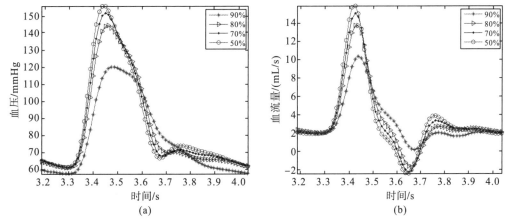

图 7.26　髂动脉(段 49)动脉分别狭窄 50%、70%、80%

和 90%时胫动脉(段 55)的(a)血压和(b)血流量波形

综上所述：当髂动脉(段 49)的狭窄程度低于 80%时，对上游和下游动脉段的血压和血流的影响不太明显；当主动脉段的狭窄程度高于 80%时，对下游动脉段的血压和血流影响十分明显，而上游动脉的血压和血流变化均很小。

上述三处动脉段狭窄的仿真表明：主动脉狭窄对上游的影响大于下游；分支动脉狭窄对下游的影响大于上游；不同动脉段狭窄对全身动脉的血压和血流量波形细节的影响各不相同。

7.3 基于输入阻抗和支持向量机的动脉狭窄预测

7.3.1 仿真数据库的建立

利用 55 段人体动脉树模型建立电网络模型，并利用递归算法计算升主动脉处的输入阻抗[19]。在此电网络模型和输入阻抗的递归算法基础上，本书通过在动脉树中设定狭窄段，计算不同情况下升主动脉处的输入阻抗。

由于身高、体重、年龄等因素不同，人体动脉树的动脉长度、内径、壁厚、杨氏模量、外周阻力参数会有所不同，所以为增加数据库中样本的多样性，我们将这五类参数的取值范围设定为原参数的 0.8～1.2 倍。在此基础上，在动脉段[1，2，10，11，13，15，25，31，49，50，53，55]中，设置长度为 2cm 的动脉段，其横截面面积的狭窄程度设为 10%～90%。对这些不同情况下的人体动脉树输入阻抗进行计算。一个输入阻抗即为仿真数据库中的一个样本，且数据库中保存着该样本的段号、狭窄程度等相关信息。本书中规定狭窄程度大于某一门限值的狭窄动脉段的输入阻抗为正样本，反之为负样本。

7.3.2 支持向量机的分类原理

以两类(正样本和负样本)分类问题为例，在线性可分的情况下，支持向量机(support vector machine，SVM)构建一个超平面 H：

$$\vec{W} \cdot \vec{P} + b = 0 \tag{7.14}$$

式中，$\vec{W}$ 为权重向量；$\vec{P}$ 为特征向量；b 为一个参数。该超平面以最大边界的形式将正负样本区分开。该超平面的构建是通过寻找向量 $\vec{W}$ 和参数 b，使其在满足条件

$$\vec{W} \cdot \vec{P}_i + b \geqslant 0，（对正样本，\ y = 1） \tag{7.15}$$

$$\vec{W} \cdot \vec{P}_i + b < 0，（对负样本，\ y = -1） \tag{7.16}$$

时，$\|\vec{W}\|^2$ 达到最小。式中，$\vec{P}_i$ 代表第 i 个训练样本的特征向量；$\|\vec{W}\|^2$ 代表权重向量 $\vec{W}$ 的欧几里得范数；y 为样本类别标记。在求出 $\vec{W}$ 和 b 后，通过决策函数

$$y_i = \text{sign}[\vec{W} \cdot \vec{P}_i + b] \tag{7.17}$$

判断向量 $\vec{P}_i$ 所对应测试样本的类别。若决策函数值为 1，该样本属于正样本；否则，属于负样本。

在线性不可分的情况下，SVM 利用核函数 $K(\vec{P}_i, \vec{P}_j)$ 将特征向量映射到一个高维空间。在此高维空间中，线性不可分问题被转化为线性可分问题，其决策函数为

$$y_j = \text{sign}[\sum_{i=1}^{l} \alpha_i \, y_i K(\vec{P}_i, \vec{P}_j) + b] \tag{7.18}$$

式中，l 为训练样本数；系数 α_i 和 b 应使拉格朗日表达式

$$\sum_{i=1}^{l} a_i - \frac{1}{2}\sum_{i=1}^{l}\sum_{j=1}^{l}\left[a_i a_j y_i y_j K(\vec{P}_i,\vec{P}_j) + b \right] \tag{7.19}$$

达到最大值，且应满足：

$$C > a_i \geqslant 0 \text{ 和 } \sum_{i=1}^{l}\alpha_i y_i = 0 \tag{7.20}$$

其中，C 为错误惩罚参数，它控制对错误分类样本的惩罚程度，C 越大支持向量的个数越多，最优超平面越复杂。

核函数 $K(\vec{P}_i,\vec{P}_j)$ 一般取径向基函数：

$$K(\vec{P}_i,\vec{P}_j) = \mathrm{e}^{-\|\vec{P}_i-\vec{P}_j\|^2/(2\sigma^2)} \tag{7.21}$$

一般训练过程中需要对径向基函数中的参数 $g = -\dfrac{1}{2\sigma^2}$ 进行优化，大多采用的方法为网格搜索法。

7.3.3　N 次交叉验证方法

为了验证分类方法的有效性，一般需要采用 N 次交叉验证法，$N \in (1, M]$ 且为整数，M 为样本集中的样本个数。N 次交叉验证法将样本集分为 N 等份，其中 N-1 份作为训练集，剩下 1 份作为测试集，进行一次分类预测，然后以同样的方式轮换选取训练集和测试集，进行剩下的 N-1 次分类预测，最后统计出平均预测准确率。当 N 取 M 值时，N 次交叉验证法即变为留一法。当样本集的样本数较大时，留一法的计算量较大，不适合使用，一般采用多次交叉验证法。十次交叉验证方法在文献中应用得较为广泛，所以本书采用十次交叉验证方法。

7.3.4　预测准确率的评价方法

在十次交叉验证的每一次分类预测中，用 Q_P、Q_N 和 Q 分别表示正样本、负样本和所有样本的分类准确率（Q_P 和 Q_N 也称为特异度、灵敏度），其计算公式为

$$Q_P = T_P / (T_P + F_N) \tag{7.22}$$

$$Q_N = T_N / (T_N + F_P) \tag{7.23}$$

$$Q = (T_P + T_N) / (T_P + F_N + T_N + F_P) \tag{7.24}$$

其中，T_P 代表在测试集中被准确判断为正样本的样本个数；T_N 代表在测试集中被准确判断为负样本的样本个数；F_N 代表在测试集中被错判为负样本的样本个数；F_P 则代表在测试集中被错判为正样本的样本个数。

十次交叉验证的总测试准确率公式为

$$Q_{10} = \sum_{i=1}^{10} \frac{(T_P + T_N)_i}{(T_P + F_N + T_N + F_P)_i} \tag{7.25}$$

式中，i 表示第 i 次交叉验证。

7.3.5　计算结果

1. 狭窄程度对 SVM 预测准确率的影响

动脉狭窄是由动脉壁斑块增大引起的动脉疾病。随着斑块的不断增大，动脉狭窄逐渐严重，甚至出现血管堵塞，从而造成相应脏器缺血和病症。所以，早期预测动脉狭窄的存在是十分重要的。为此，我们对动脉狭窄不同阶段的 SVM 预测准确率进行了研究。

通过设定动脉狭窄阈值从 10% 变化到 90%，表示动脉狭窄的不同阶段。根据给定的阈值将所有样本分为正样本和负样本。采用十次交叉验证和 SVM 进行训练和预测。表 7.3 为动脉狭窄阈值取 50% 时，SVM 的十次交叉验证的准确率。从表中 Q 列可以看出，每次交叉验证的准确率基本一致，变化不太大，均值为 89.2%。从 Q_N 和 Q_P 列可以看出，正样本准确率比负样本的低，表明动脉狭窄容易正确判断，而正常动脉被误判为动脉狭窄的概率较大。

表 7.3　狭窄阈值取 50% 时 SVM 的十次交叉验证结果

十次交叉验证	训练集		测试集				准确率/%		
	正样本	负样本	T_P	F_N	T_N	F_P	Q_P	Q_N	Q
1	2623	2625	235	58	290	1	80.2	99.7	89.9
2	2625	2623	228	63	287	6	78.4	98.0	88.2
3	2623	2626	242	51	286	4	82.6	98.6	90.6
4	2626	2623	227	63	289	4	78.3	98.6	88.5
5	2624	2625	245	47	285	6	83.9	97.9	90.9
6	2626	2623	234	56	288	5	80.7	98.3	89.5
7	2623	2626	239	54	282	8	81.6	97.2	89.4
8	2625	2624	221	70	289	3	75.9	99.0	87.5
9	2623	2626	228	65	284	6	77.8	97.9	87.8
10	2626	2623	242	48	284	9	83.4	96.9	90.2
合计或均值	26244	26244	2341	575	2864	52	80.3	98.2	89.2

动脉狭窄阈值取不同值时，训练集和测试集的正负样本总数和 SVM 的十次交叉验证平均准确率如表 7.4 所示。从表 7.4 的 Q 项可以看出，总准确率都在 82% 以上。随着动脉狭窄程度的增加，准确率 Q 总体上逐渐增加。当动脉狭窄程度超过 60% 时，准确率大于 90%。从表 7.4 的 Q_P 和 Q_N 列可以看出，当狭窄阈值取为 10% 或 20% 时，Q_N 远小于 Q_P。这意味着动脉狭窄在早期阶段不容易检测到。需要注意的是，正负样本数的不平衡有可能导致这种结果出现。但是，这种现象未在狭窄阈值为 90% 时出现。

表 7.4　不同动脉狭窄程度下 SVM 的十次交叉验证准确率

狭窄程度/%	训练集		测试集				准确率/%		
	正样本	负样本	T_P	F_N	T_N	F_P	Q_P	Q_N	Q
10	47304	5184	5180	76	48	528	98.5	8.3	89.6
20	42012	10476	4441	227	351	813	95.1	30.2	82.2
30	36828	15660	3608	484	1488	252	88.2	85.5	87.4
40	31536	20952	2954	550	2277	51	84.3	97.8	89.7
50	26244	26244	2341	575	2864	52	80.3	98.2	89.2
60	21060	31428	1892	448	3441	51	80.9	98.5	91.4
70	15768	36720	1404	348	4038	42	80.1	98.9	93.3
80	10584	41904	968	208	4599	57	82.3	98.8	95.5
90	5292	47196	477	111	5201	43	81.1	99.2	97.4

2. 狭窄位置对 SVM 预测准确率的影响

表 7.5 为动脉狭窄阈值取 50%时支持向量机对不同动脉段狭窄的预测结果。从预测结果看,总的准确率总体上随着离心距离的增加而减少,特别是 55 号动脉的准确率仅有 58%。这说明对于中度动脉狭窄,利用输入阻抗预测较远的动脉段狭窄有一定的局限性,但对股动脉及以上动脉狭窄的预测准确率较高。

表 7.5　动脉狭窄阈值取 50%时支持向量机对不同动脉段狭窄的预测结果

动脉段号	测试集				准确率/%		
	T_P	F_N	T_N	F_P	Q_P	Q_N	Q
1	225	18	233	10	92.6	95.9	94.2
2	232	11	240	3	95.5	98.8	97.1
10	238	5	217	26	97.9	89.3	93.6
11	220	23	243	0	90.5	100.0	95.3
13	226	17	235	8	93.0	96.7	94.9
15	196	47	243	0	80.7	100.0	90.3
25	203	40	242	1	83.5	99.6	91.6
31	189	54	241	2	77.8	99.2	88.5
49	194	49	241	2	79.8	99.2	89.5
50	167	76	243	0	68.7	100.0	84.4
53	148	95	243	0	60.9	100.0	80.5
55	39	204	243	0	16.0	100.0	58.0

表 7.6 为动脉狭窄阈值取 90%时,支持向量机对不同动脉段狭窄的预测结果。从表 7.6 可以看出,当狭窄程度增加到 90%时,SVM 对远端动脉狭窄的预测准确率上升为 91.6%。

表 7.6   动脉狭窄阈值取 90%时支持向量机对不同动脉段狭窄的预测结果

段号	测试集				准确率/%		
	T_P	F_N	T_N	F_P	Q_P	Q_N	Q
1	47	2	428	9	95.9	97.9	97.7
2	46	3	436	1	93.9	99.8	99.2
10	48	1	427	10	98.0	97.7	97.7
11	48	1	437	0	98.0	100.0	99.8
13	43	6	427	10	87.8	97.7	96.7
15	35	14	436	1	71.4	99.8	96.9
25	41	8	430	7	83.7	98.4	96.9
31	36	13	432	5	73.5	98.9	96.3
49	39	10	437	0	79.6	100.0	97.9
50	47	2	437	0	95.9	100.0	99.6
53	39	10	437	0	79.6	100.0	97.9
55	8	41	437	0	16.3	100.0	91.6

7.3.6   讨论

对输入阻抗和支持向量机预测动脉狭窄的可行性进行了理论上的仿真研究,研究结果表明预测准确率均超过 82%,且准确率随着狭窄程度的增加而增加,当动脉狭窄程度超过 60%时,预测准确率大于 90%。从统计结果可以看出离心距离越远准确率越低,说明该方法对于外周动脉的预测有一定的限制,而对心脏到股动脉之间的主动脉具有较高的预测准确率。这一结果可以从输入阻抗的计算上得以解释,输入阻抗主要由近距离动脉的特征阻抗决定,其次为末端动脉阻抗,距离心脏越远的动脉受影响越小。但当动脉狭窄为 90%及以上时,SVM 对离心距离较远的动脉狭窄的预测准确率上升为 91.6%。

为了更加准确地预测出离心距离较远的动脉狭窄,可以采用外移法通过子动脉树的输入阻抗进行预测。例如将左下肢动脉视为整个动脉树的子动脉树,采用相同的递归方法计算该动脉树的输入阻抗,并采用 SVM 进行建模和预测。

该方法具有较好的移植性。例如,若已知脑和肺动脉树的物理参数,则该方法适用于脑和肺动脉动脉狭窄预测。

本书从理论上仿真了基于 SVM 和输入阻抗的动脉狭窄预测方法的可行性,若要将该方法用于临床的动脉狭窄预测,需要同时测量升主动脉处的血压波形和血流量波形,通过傅里叶变换后相除得到输入阻抗,然后采用 SVM 或其他方法建模和预测。

7.4   基于传递函数和支持向量机的动脉狭窄预测

7.4.1   传递函数的计算

动脉树中两点间的传递函数由动脉树的物理特性和几何特征所决定。动脉树中某点病变可能导致传递函数的变化。是否可以利用传递函数预测动脉狭窄是值得研究的课题。一些文献表明传递函数在计算中央主动脉血压波形中取得了值得肯定的结果,并已应用于临床检测。

传递函数一般通过动脉树中两点血压波形的傅里叶变换,然后相除计算得出。在仿真计算中,可以利用传输线模型计算得出。根据传输线理论,血压的脉动从动脉段的入口传播到出口可通过传播系数和反射系数计算。长度为 l 的动脉段,若入口处(近心端)的血压为 P_{proximal},则出口处(远心端)的血压为

$$P_{\text{distal}} = P_{\text{proximal}}(1 + \Gamma) / (\mathrm{e}^{\gamma l} + \Gamma \mathrm{e}^{-\gamma l}) \tag{7.26}$$

该动脉段 i 的传递函数(transfer function,TF)为

$$\mathrm{TF}_i = \frac{P_{\text{distal}}}{P_{\text{proximal}}} = \frac{1 + \Gamma}{\mathrm{e}^{\gamma l} + \Gamma \mathrm{e}^{-\gamma l}} \tag{7.27}$$

若要计算动脉树中升主动脉到胫动脉两点的传递函数,则

$$\mathrm{TF} = \prod_{i=\{1,2,10,\cdots,31,\cdots,55\}} \mathrm{TF}_i \tag{7.28}$$

其中,i 代表从升主动脉到胫动脉经过的动脉段号。

利用 55 段人体动脉树模型,可以计算出升主动脉(段 1)到其他任何动脉段的传递函数。图 7.27 为正常情况(即未出现动脉狭窄)下升主动脉与动脉段 11、动脉段 19 和动脉段 55 之间的传递函数的模和相角。

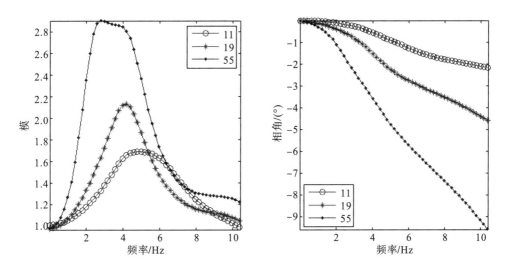

图 7.27　正常情况下升主动脉与动脉段 11、动脉段 19 和动脉段 55 之间的传递函数的模和相角

7.4.2　动脉狭窄对传递函数的影响

1. 动脉狭窄程度对传递函数的影响

将动脉段 11、动脉段 25 和动脉段 49 设定为动脉狭窄段,分析其狭窄程度分别为 0%、

10%、30%、50%、70% 和 90% 时，升主动脉与动脉段 11、动脉段 19 或动脉段 55 之间的传递函数的模和相角的变化情况。

图 7.28 为动脉段 11 不同狭窄程度时升主动脉与动脉段 11 之间的传递函数的模和相角。由图可知，狭窄程度的改变对该传递函数的模和相角有很大影响。当狭窄程度小于 90% 时，模的变化主要体现在中高频区（大于 4Hz）；当狭窄程度大于等于 90% 时，低频段也开始发生变化；相角的变化主要体现在中频区幅值的降低。

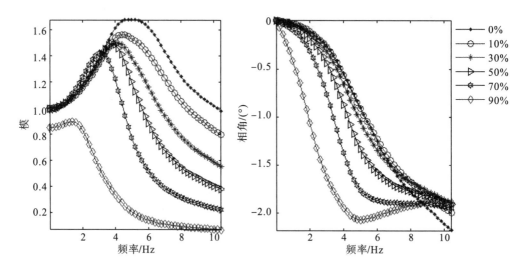

图 7.28　动脉段 11 不同狭窄程度时升主动脉与动脉段 11 之间的传递函数的模和相角

另外，通过分析发现颈动脉段 11 发生不同程度的狭窄对升主动脉与动脉段 19 和动脉段 55 之间的传递函数的模和相角的影响很小。

图 7.29 和图 7.30 为主动脉段 25 发生不同程度狭窄时升主动脉与动脉段 19 和动脉段

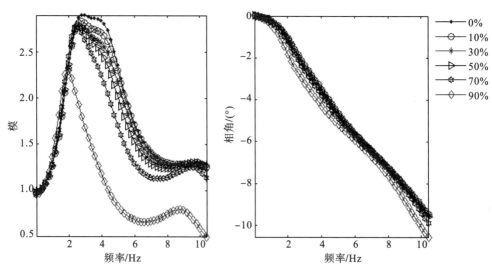

图 7.29　动脉段 25 不同狭窄程度时升主动脉与动脉段 55 之间的传递函数的模和相角

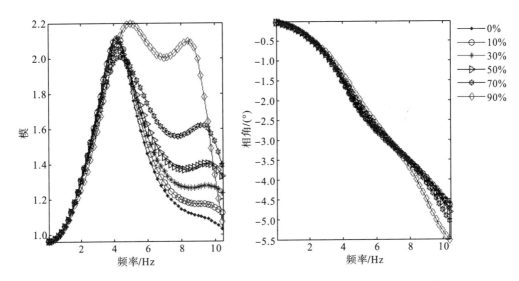

图 7.30 动脉段 25 不同狭窄程度时升主动脉与动脉段 19 之间的传递函数的模和相角

55 之间的传递函数的模和相角。由图可知，狭窄程度的改变对该传递函数的模有很大影响，而对相角的影响比较小。模的变化主要体现在中高频区，图 7.29 中模随狭窄程度的增大而下降，而图 7.30 中模随狭窄程度的增大逐渐上升，且变化特征有较大不同。

由此可以看出，主动脉狭窄不仅对通过该狭窄段的两点间的传递函数有影响，而且对未通过该狭窄段的两点间的传递函数有影响。

图 7.31 和图 7.32 为动脉段 49 发生不同程度狭窄时升主动脉与动脉段 19 和动脉段 55 之间的传递函数的模和相角。由图可知，狭窄程度的改变对图 7.31 中的传递函数的模有很大影响，模的变化主要体现在中频区，而对相角的影响比较小；狭窄程度的改变对图 7.32 中的传递函数的模和相角的影响均较小。

由此可得，主动脉狭窄仅对通过该狭窄段的两点间的传递函数影响较大，而对未通过该狭窄段的两点间的传递函数影响较小。

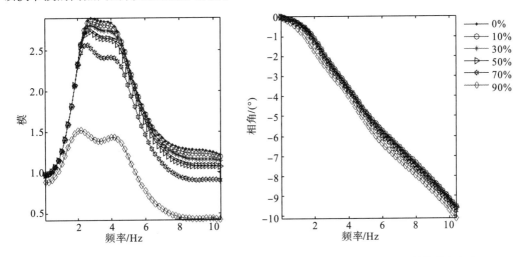

图 7.31 动脉段 49 不同狭窄程度时升主动脉与动脉段 55 之间的传递函数的模和相角

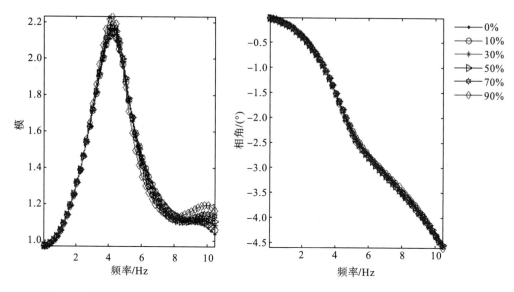

图 7.32　动脉段 49 不同狭窄程度时升主动脉与动脉段 19 之间的传递函数的模和相角

2. 动脉狭窄的位置对传递函数的影响

将动脉狭窄程度固定为 70%，讨论动脉狭窄的位置对传递函数的模和相角的影响。将动脉狭窄发生的位置分别设定为动脉段 12、动脉段 25、动脉段 31、动脉段 49、动脉段 50 和动脉段 53。通过仿真得到升主动脉到动脉段 55、动脉段 19 和动脉段 11 的传递函数，结果如图 7.33、图 7.34 和图 7.35 所示。

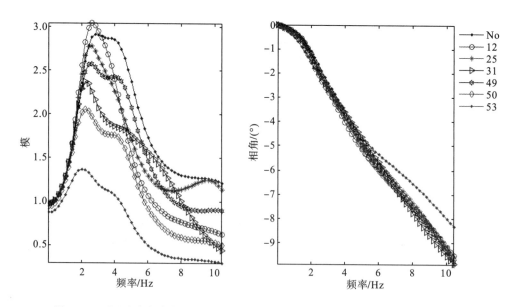

图 7.33　不同动脉段狭窄 70% 时升主动脉与动脉段 55 之间的传递函数的模和相角

注：No 表示不存在任何狭窄。后同。

图 7.33 中传递函数的模在低于 2Hz 时变化不大，高于 2Hz 后出现很大差异；除动脉段 53 狭窄时传递函数相角与其他有差异外，其他动脉段狭窄时的传递函数相角差异不明显。从狭窄位置看，传递函数的模的峰值随着距离动脉段 55 的接近逐渐降低，其中动脉段 12 出现反常高峰。

图 7.34 和图 7.35 中传递函数的模在低于 3Hz 时变化不大，高于 3Hz 后动脉段 12、动脉段 25 和动脉段 31 出现较大差异，而动脉段 49、动脉段 50 和动脉段 53 与正常情况下传递函数的模有较小差异；动脉段狭窄时传递函数的相角差异主要体现在中高频段。从狭窄位置看，动脉段 12、动脉段 25 和动脉段 31 狭窄时传递函数模的峰值逐渐升高，与图 7.33 中的规律相反。

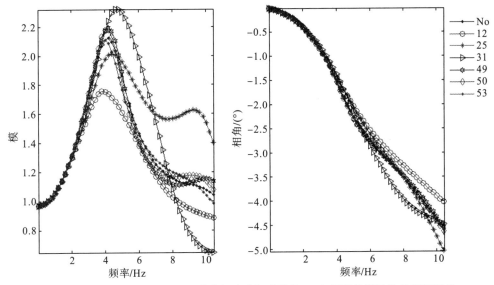

图 7.34　不同动脉段狭窄 70%时升主动脉与动脉段 19 之间的传递函数的模和相角

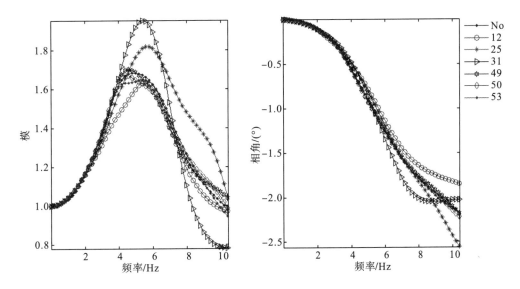

图 7.35　不同动脉段狭窄 70%时升主动脉与动脉段 11 之间的传递函数的模和相角

从总体上看：①不同动脉段发生狭窄时，任意两点间的传递函数的模有较大的差异性，而相角的差异性不太明显；②当狭窄出现在两点之间时，传递函数模的峰值与狭窄的位置有较好的对应关系；③当狭窄出现在两点之外时，若主动脉狭窄，传递函数模的峰值与狭窄位置有较好的对应关系；若支路动脉狭窄，传递函数的模对狭窄位置的差异性不明显。

7.4.3　仿真数据库的建立及预测方法

在 55 段动脉树的基础上，分别将长度为 2cm 的动脉狭窄段设置在动脉段[1，2，10，11，13，15，25，31，49，50，53，55]中，其横截面面积的狭窄程度设为 10%、20%、…、90%。然后利用 7.4.1 节中传递函数的计算方法计算升主动脉到胫动脉的传递函数。

由于身高、体重、年龄等因素不同，人体动脉树的动脉长度、内径、壁厚、杨氏模量、外周阻力参数会有所不同，所以为增加数据库中样本的多样性，我们将这五类参数的取值范围设定为原参数的 0.8 倍、1 倍和 1.2 倍。对这些不同情况下的人体动脉树传递函数进行计算。一个传递函数即为仿真数据库中的一个样本，且数据库中保存着该样本的段号、狭窄程度等相关信息。规定狭窄程度大于某一门限值的狭窄动脉段的输入阻抗为正样本，反之为负样本。门限值根据情况而定，一般取 50%、60%、…、90%。

预测方法同样选择 7.3.2 节中的支持向量机作为分类器；训练样本和测试样本的组合采用 7.3.3 节中的十次交叉验证；预测准确率的评价标准采用 7.3.4 节中的灵敏度、特异度和总准确率三个指标。

7.4.4　结果及讨论

1. 狭窄程度对 SVM 预测准确率的影响

通过设定动脉狭窄阈值从 10% 到 90%，表示动脉狭窄的不同阶段。根据给定的阈值将所有样本分为正样本和负样本。采用十次交叉验证和 SVM 进行训练和预测。表 7.7 为动脉狭窄阈值取 90% 时，SVM 的十次交叉验证的准确率。从表中 Q 列可以看出，每次交叉验证的准确率基本一致，变化不太大，均值为 97.8%。从 Q_N 列和 Q_P 列可以看出，正样本准确率比负样本的低，表明动脉狭窄容易正确判断，而正常动脉被误判为动脉狭窄的概率较大。

表 7.7　狭窄阈值取 90% 时 SVM 的十次交叉验证结果

十次交叉验证	训练集		测试集				准确率/%		
	正样本	负样本	T_P	F_N	T_N	F_P	Q_P	Q_N	Q
1	1 314	11 808	126	24	1 303	5	84.0	99.6	98.0
2	1 314	11 808	120	30	1 307	1	80.0	99.9	97.9
3	1 320	11 802	118	26	1 311	3	81.9	99.8	98.0
4	1 320	11 802	117	27	1 308	6	81.3	99.5	97.7

续表

十次交叉验证	训练集		测试集				准确率/%		
	正样本	负样本	T_P	F_N	T_N	F_P	Q_P	Q_N	Q
5	1 320	11 802	114	30	1 309	5	79.2	99.6	97.6
6	1314	11 808	120	30	1 304	4	80.0	99.7	97.7
7	1 314	11 808	119	31	1 307	1	79.3	99.9	97.8
8	1 320	11 802	116	28	1 310	4	80.6	99.7	97.8
9	1 320	11 802	114	30	1 314	0	79.2	100.0	97.9
10	1 320	11 802	118	26	1 308	6	81.9	99.5	97.8
样本总数	13 176	118 044	1182	282	13 081	35	80.7	99.7	97.8

　　动脉狭窄阈值取不同值时，训练集和测试集的正负样本总数和 SVM 的十次交叉验证平均准确率如表 7.8 所示。从表 7.8 中的 Q 列可以看出，总准确率为 76% 以上。随着动脉狭窄程度的增加，准确率 Q 总体上逐渐增加。当动脉狭窄程度超过 70% 时，准确率大于 90%。从表 7.8 中的 Q_P 列和 Q_N 列可以看出，当狭窄阈值取为 10% 或 20% 时，Q_N 远小于 Q_P，这意味着动脉狭窄在早期阶段不容易被检测到。但是，需要注意的是，正负样本数的不平衡有可能导致这种结果出现。但是，这种现象未在狭窄阈值大于 30% 时出现。

表 7.8　不同动脉狭窄程度下 SVM 的十次交叉验证准确率

狭窄程度%	训练集		测试集				准确率/%		
	正样本	负样本	T_P	F_N	T_N	F_P	Q_P	Q_N	Q
10	118 152	13 068	12 770	358	280	1 172	97.3	19.3	89.5
20	104 976	26 244	10 884	780	627	2 289	93.3	21.5	79.0
30	91 908	39 312	8 234	1 978	2 886	1 482	80.6	66.1	76.3
40	78 732	52 488	6 592	2 156	5 282	550	75.4	90.6	81.4
50	65 664	65 556	5 427	1 869	6 921	363	74.4	95.0	84.7
60	52 488	78 732	4 407	1 425	8 502	246	75.6	97.2	88.5
70	39 420	91 800	3 315	1 065	10 011	189	75.7	98.1	91.4
80	26 244	104 976	2 237	679	11 549	115	76.7	99.0	94.6
90	13 176	118 044	1 182	282	13 081	35	80.7	99.7	97.8

2. 狭窄位置对 SVM 预测准确率的影响

　　表 7.9 为动脉狭窄阈值取 50% 时，支持向量机对不同动脉段狭窄的预测结果。从表 7.9 可以看出，当狭窄程度为 50% 时，SVM 对动脉段[1，2，10，13，25，31，49，50，53，55]的动脉狭窄预测准确率都在 87% 以上，对动脉段[11，15]的动脉狭窄预测准确率分别为 62.1% 和 60.7%，其中 Q_P 分别为 25.8% 和 22.4%。由此说明，中度狭窄时 SVM 预测传递函数两点间的动脉狭窄较为理想，但对两点之外的动脉狭窄的预测不太理想。

表 7.9　动脉狭窄阈值取 50%时支持向量机对不同动脉段狭窄的预测结果

动脉段号	测试集				准确率/%		
	T_P	F_N	T_N	F_P	Q_P	Q_N	Q
1	483	125	603	4	79.4	99.3	89.4
2	601	7	514	93	98.8	84.7	91.8
10	517	91	578	29	85.0	95.2	90.1
11	157	451	597	10	25.8	98.4	62.1
13	549	59	551	56	90.3	90.8	90.5
15	136	472	602	5	22.4	99.2	60.7
25	569	39	536	71	93.6	88.3	90.9
31	515	93	555	52	84.7	91.4	88.1
49	459	149	604	3	75.5	99.5	87.5
50	512	96	595	12	84.2	98.0	91.1
53	457	151	601	6	75.2	99.0	87.1
55	472	136	585	22	77.6	96.4	87.0

表 7.10 为动脉狭窄阈值取 90%时支持向量机对不同动脉段狭窄的预测结果。从预测结果看，总的准确率均在 99%以上，只有 11 号和 15 号动脉的准确率略低，分别为 91.4%和 90.7%，Q_P 分别降为 18%和 11.5%。这说明：对于动脉重度狭窄，利用传递函数预测主动脉较为理想，而对传递函数两点之外的分支动脉段狭窄的预测有一定的局限性。

表 7.10　动脉狭窄阈值取 90%时支持向量机对不同动脉段狭窄的预测结果

动脉段号	测试集				准确率/%		
	T_P	F_N	T_N	F_P	Q_P	Q_N	Q
1	113	9	1 093	0	92.6	100.0	99.3
2	122	0	1 082	11	100.0	99.0	99.1
10	113	9	1 092	1	92.6	99.9	99.2
11	22	100	1 088	5	18.0	99.5	91.4
13	116	6	1 090	3	95.1	99.7	99.3
15	14	108	1 088	5	11.5	99.5	90.7
25	112	10	1 091	2	91.8	99.8	99.0
31	110	12	1 091	2	90.2	99.8	98.8
49	113	9	1 093	0	92.6	100.0	99.3
50	116	6	1 093	0	95.1	100.0	99.5
53	117	5	1 090	3	95.9	99.7	99.3
55	114	8	1 090	3	93.4	99.7	99.1

3. 讨论

对传递函数和支持向量机预测动脉狭窄的可行性进行了理论上的仿真研究，预测模型的仿真结果表明：预测准确率均在 75%以上，且准确率随着狭窄程度的增加而增加，当动脉狭窄阈值取 90%时，SVM 十次交叉验证的平均准确率为 97.8%。从狭窄位置对 SVM 的预测结果分析得：对于中度和重度(50%和 90%)动脉狭窄，利用传递函数预测传递函数两点之间的动脉狭窄较为理想，准确率分别在 87%和 99%以上，而对传递函数两点之外的分支动脉段狭窄的预测有一定的局限性，Q_P 分别在 23%和 15%左右。

该结果通过传递函数的计算方法加以解释，传递函数主要由两点间的动脉特性决定，其次为两点外的动脉特性。为准确地预测传递函数两点之外的动脉狭窄，可以通过多点测量，将动脉狭窄包括在其中两个测量点之间，通过这两个测量点之间的传递函数，采用相同的方法预测。

7.5　基于传递函数和支持向量机的动脉狭窄分段定位研究

7.5.1　仿真数据库的建立

仿真数据库建立在 55 段人体动脉树模型的基础上，将长度为 2cm、横截面积狭窄度为 50%、60%、…、90%的动脉狭窄段分别置入动脉段[1，2，10，11，13，15，25，31，49，50，53，55]中，利用 7.4.1 节的计算方法得到升主动脉段 1 到胫动脉段 55 的传递函数。每个传递函数对应的人体动脉树模型中只有一处动脉段发生狭窄。每一个传递函数即为仿真数据库中的一个样本。

为增加数据库中样本的多样性，将 55 段人体动脉树的动脉长度、内径、壁厚、杨氏模量、外周阻力五种参数设为正常参数的 0.8 倍、1 倍和 1.2 倍，并分别计算传递函数。数据库中保存着各个样本的段号、狭窄程度和五种参数等相关信息。

7.5.2　分段定位方法

动脉狭窄分段定位问题是在已知动脉发生狭窄的情况下判断哪段动脉发生了狭窄。若将 12 种动脉段狭窄分别当作一类，则有 12 种动脉狭窄类别。判断未知动脉狭窄是 12 类中的哪一类情况，是多类分类问题。

支持向量机最初用于解决二类分类问题，被扩展后可解决多类分类问题。主要采用三种方法进行扩展：一对多方法、一对一方法和决策树方法。当解决 N 类分类问题时，一对多方法需建立 N 个分类模型，一对一方法需建立 $N(N-1)/2$ 个分类模型，决策树方法需建立 $N/2$ 个模型。从准确率高的要求看，采用一对一方法较适合 N 较小的多类分类问题。

鉴于本问题 N 为 12，属于类别较少的多类问题，所以我们采用了一对一方法。首先，分别从训练样本集的 12 类动脉狭窄样本中挑出两类建立一个二类分类模型，共建立 66 个分类模型。然后，分别从测试样本集中提取各个需定位的样本，输入到 66 个分类模型中，得到 66 个定位预测结果。最后，对 66 个定位结果进行投票统计，得票数最多的段号即为该样本狭窄的动脉位置。

7.5.3　结果与讨论

通过 SVM 的建模和预测，得到动脉狭窄 70%、80%和 90%时 SVM 的定位预测结果。统计得出动脉狭窄分别为 50%、60%、70%、80%和 90%时的总预测准确率分别为 82.0%、80.0%、81.4%、83.7%和 91.5%，具体预测结果如表 7.11 所示。表 7.11 中，给出了不同动脉段发生不同程度狭窄时的样本总数、预测准确的样本总数和预测准确率。从表 7.11 中可以看出，随着动脉狭窄程度的增加，绝大部分动脉段狭窄的预测准确率明显上升。当狭窄度大于等于 90%时，除动脉段 1、动脉段 11 和动脉段 15 之外，大部分动脉段狭窄的定位准确率在 94%以上。由于动脉段 11 和动脉段 15 不在传递函数的两点之间，可能造成准确率下降。

表 7.11　动脉狭窄 70%、80%和 90%时 SVM 的定位预测结果

狭窄段号	狭窄度 70%			狭窄度 80%			狭窄度 90%		
	总数	预测准确数	准确率/%	总数	预测准确数	准确率/%	总数	预测准确数	准确率/%
1	72	55	76.4	52	45	86.5	24	18	**75.0**
2	62	41	66.1	34	22	64.7	31	31	100.0
10	80	61	76.3	48	38	79.2	24	23	95.8
11	65	52	80.0	52	36	69.2	14	12	**85.7**
13	75	62	82.7	52	51	98.1	23	23	100.0
15	83	67	80.7	41	29	70.7	18	8	**44.4**
25	70	66	94.3	51	50	98.0	30	29	96.7
31	69	61	88.4	49	45	91.8	17	17	100.0
49	66	56	84.8	58	48	82.8	17	16	94.1
50	86	67	77.9	47	39	83.0	21	21	100.0
53	66	51	77.3	49	38	77.6	27	26	96.3
55	70	64	91.4	43	41	95.3	35	33	94.3

动脉段 1、动脉段 11 和动脉段 15 狭窄 90%时具体定位预测情况如表 7.12 所示。从表 7.12 中得出，动脉段 1 的预测准确率为 75%，其中，1 个被错误预测为动脉段 2 狭窄、5 个被错误预测为动脉段 10 狭窄。从位置分布看，动脉段 1、动脉段 2 和动脉段 10 相邻，若将其归类为一条动脉段则准确率可以提升。动脉段 11 狭窄中，有 2 个被错误预测为动脉段 15 狭窄，说明两点之外的狭窄的传递函数更相似。动脉段 15 狭窄时，被错误预测为动脉段 11、动脉段 25、动脉段 50 和动脉段 55 的个数分别为 5、5、2 和 2。

表 7.12　动脉段 1、动脉段 11 和动脉段 15 狭窄度为 90%时 SVM 的定位预测结果

实际狭窄段号	预测狭窄段号	实际狭窄段号	预测狭窄段号	实际狭窄段号	预测狭窄段号
1	1	11	**15**	15	**11**
1	**2**	11	11	15	**25**
1	1	11	11	15	**50**
1	1	11	11	15	**25**
1	**10**	11	11	15	15
1	**10**	11	11	15	15
1	1	11	11	15	15
1	1	11	11	15	15
1	1	11	11	15	15
1	1	11	11	15	**25**
1	**10**	11	**15**	15	**11**
1	**10**	11	11	15	**11**
1	**10**	11	11	15	15
1	1	11	11	15	15
1	1			15	**55**
1	1			15	**55**
1	1			15	**11**
1	1			15	15
1	1			15	**11**
1	1			15	**25**
1	1			15	**50**
1	1			15	**25**
1	1			15	15
1	1			15	15

注：加粗数字是预测错误的狭窄段号。

7.6　本 章 小 结

　　本章介绍了动脉硬化和狭窄诊断指标的计算原理和方法,利用分布式电网络模型对动脉硬化和动脉狭窄进行了数值仿真,计算和仿真结果表明利用分布式电网络模型能对动脉硬化和狭窄进行仿真,体现了主要病症特点。利用输入阻抗和传递函数结合支持向量机对动脉狭窄进行了仿真预测,结果表明:输入阻抗和传递函数能有效地对中度、重度动脉狭窄进行预测,理论上验证了方法的有效性。利用传递函数和支持向量机的多类分类方法对动脉狭窄的分段定位进行了研究,结果表明:对动脉狭窄超 90%的情况能较好地定位,但对在传递函数两点之外的狭窄段定位有一定的局限性。

参 考 文 献

[1]Park S M, Seo H S, Lim H E, et al. Assessment of arterial stiffness index as a clinical parameter for atherosclerotic coronary artery disease. Circulation Journal, 2005, 69(10): 1218-1222.

[2]Sharma G K, Gudapati S, Waller J L, et al. Assessment of test repeatability of arterial stiffness index. Blood Pressure Monitoring, 2005, 10(5): 271-274.

[3]Said M A, Eppinga R N, Lipsic E, et al. Relationship of arterial stiffness index and pulse pressure with cardiovascular disease and mortality. Journal of the American Heart Association, 2018, 7(2): e007621.

[4]Choy C S, Wang Y J, Chu T B, et al. Correlation between arterial stiffness index and arterial wave pattern and incidence of stroke. International Journal of Gerontology, 2010, 4(2): 75-81.

[5]Zhang Y L, Zheng Y Y, Ma Z C, et al. Radial pulse transit time is an index of arterial stiffness. Hypertension Research, 2011, 34(7): 884-887.

[6]Reusz G S, Cseprekal O, Temmar M, et al. Reference values of pulse wave velocity in healthy children and teenagers. Hypertension, 2010, 56(2): 217-224.

[7]Mancia G, Fagard R, Narkiewicz K, et al. 2013 ESH/ESC guidelines for the management of arterial hypertension: the Task Force for the management of arterial hypertension of the European Society of Hypertension (ESH) and of the European Society of Cardiology (ESC). European Heart Journal, 2013, 34(28): 2159-2219.

[8]Millasseau S C, Stewart A D, Patel S J, et al. Evaluation of carotid-femoral pulse wave velocity: influence of timing algorithm and heart rate. Hypertension, 2005, 45(2): 222-226.

[9]Chiu Y C, Arand P W, Shroff S G, et al. Determination of pulse wave velocities with computerized algorithms. American Heart Journal, 1991, 121(5): 1460-1470.

[10]Mcveigh G, Brennan G, Hayes R, et al. Vascular abnormalities in non-insulin-dependent diabetes mellitus identified by arterial waveform analysis. The American Journal of Medicine, 1993, 95(4): 424-430.

[11]Peralta C A, Jr J D, Katz R, et al. Association of pulse pressure, arterial elasticity, and endothelial function with kidney function decline among adults with estimated GFR >60 mL/min/1.73 m(2): the Multi-Ethnic Study of Atherosclerosis (MESA). American Journal of Kidney Diseases the Official Journal of the National Kidney Foundation, 2012, 59(1): 41-49.

[12]Mcveigh G E, Bratteli C W, Morgan D J, et al. Age-related abnormalities in arterial compliance identified by pressure pulse contour analysis: aging and arterial compliance. Hypertension, 1999, 33(6): 1392-1398.

[13]Xiao H G, Tan I, Butlin M, et al. Mechanism underlying heart rate dependency of wave reflection in the aorta: a numerical simulation. American Journal of Physiology-Heart and Circulatory Physiology, 2018, 314(3): H443-H451.

[14]Xiao H G, Tan I, Butlin M, et al. Arterial viscoelasticity: role in the dependency of pulse wave velocity on heart rate in conduit arteries. American Journal of Physiology-Heart and Circulatory Physiology, 2017, 312(6): H1185-H1194.

[15]Clement D L. Ankle-Brachial Index (ABI)//Cengizhan K. Assessment of Preclinical Organ Damage in Hypertension. Berlin: Springer, 2015: 75-79.

[16]Antonopoulos S, Stasini F, Megaloikonomos P, et al. Ankle-branchial index: a simple measurement identifies unrecognized peripheral arterial disease. Journal of Hypertension, 2004, 22(S1): S42.

[17]Tsakiris A, Doumas M, Nearchou N, et al. The positive relationship between ankle-branchial index and cardiovascular risk is independent of age. Journal of Hypertension, 2005: S73-S73.

[18]Xiao H G, Avolio A, Zhao M. Modeling and hemodynamic simulation of human arterial stenosis via transmission line model. Journal of Mechanics in Medicine and Biology, 2016, 16(5): 1571-1576.

[19]Xiao H G, Avolio A, Huang D. A novel method of artery stenosis diagnosis using transfer function and support vector machine based on transmission line model: a numerical simulation and validation study. Computer Methods and Programs in Biomedicine, 2016, 129: 71-81.

第8章 心率对心血管系统的影响及其血流动力学仿真研究

心率是人体生命体征的重要参数，它与众多其他心血管系统参数密切相关。本章主要通过心血管系统的血流动力学仿真，分析心率变化对脉搏波传播速度和反射强度的影响，揭示其内在的机制和规律。

8.1 心率及其临床价值与意义

心率是可测量血流动力学参数中最重要的参数之一。尽管它与生物寿命之间存在着明显的关系[1]，并且与血液循环具有明显的关联性，但是现代医学常常在临床实践和高血压研究中忽视心率的作用[2]。心率与其他许多心血管风险因子之间存在密切的关联[3]，使得临床和研究团队将心率视为重要参数，过去七十多年的研究一次次证实了心率作为独立预后因子的重要价值[4]。

1946 年，Levy 等[5]开展并完成了第一个开创性研究：心率升高与心血管疾病之间存在关联，特别是高血压。但是，直到 1980 年，静息情况下的心率与心血管死亡率之间存在关联性才首次被报道[6]。之后，许多流行病研究相继开展了心率作为心血管风险因子及其与心血管全因死亡率的关系的研究[2, 4, 7, 8]。

现在大量证据证实升高的心率是冠心病[9, 10]、心脏病[11]、心肌梗死[6, 12]、高血压[1, 13]、动脉粥样硬化[3, 8]等疾病的独立风险因子。而且，除去小部分纵向流行病研究外，几乎所有的研究均表明升高的心率与心血管、全因死亡率存在关联性[7, 14]，包括大规模研究，如弗明汉心脏研究(Framingham Heart Study)[15]、巴黎前瞻性研究(Paris Prospective Study)[16]和以色列科迪斯研究(Israeli CORDIS Study)[17]等。这种关联性会因性别不同而存在差异，且该关联性在男性中比在女性中更强[18, 19]。

已有研究表明，心率每增加 10bpm，其心脏死亡率会增加 20%[7]，这等价于收缩压升高 10mmHg 引起的风险增加[20]。但是，由于很难确定多高的心率才算高，没有统一的阈值和标准，这可能是心率还没有被包含到心血管风险分层管理指南中的原因。例如，高血压管理指南中未考虑心率[21]，尽管许多流行病研究将心率高于 80bpm，视为心率过高[22]。心率因个体身体和情绪状态而异，同时也受激素循环和自律性神经系统活动的影响[23]。而且，尽管女性心率平均比男性高 3~7bpm[2]，这不能说明女性的寿命更短、心血管疾病的风险更高[2]。然而，研究表明：不管男性还是女性，心率的升高是有害的，心率的降低是对健康有利的[24]。

　　在所有的心血管风险因子中，心率与高血压之间的关系错综复杂。静息心率的升高常常在高血压病人中检测到[14]，而且，已有研究表明：高心率伴随高血压具有额外的心血管疾病患病风险和全因死亡率[25]。而且，基线心率和进行性心率增加预示着高血压的相继发展[13]。高血压伴随高心率是交感神经增强、副交感神经活动减弱的强标记[2]，而且非正常自主控制活动，特别是交感神经活动过激，可以导致一些其他的心血管风险因素，如胰岛素抵抗的血脂异常、红细胞积压增加和心脏肥大[2]。尽管心率成为高血压预后的重要参数已成事实，但是至今为止还没有临床试验对心率降低对致残率和致死率的影响进行研究，而仅存在对已有研究的回顾性分析[21]。这是由降压药疗效结果的差异性造成的。β 阻滞剂可以降低心率，而其他抗压药或安慰剂无法改变心率，尽管它们都可以对外周血压进行等同效果的降压，但是，β 阻滞剂与心血管和全因死亡率的增加、心肌缺血、卒中、心脏功能失常等之间存在关联性[26]。这可以解释为心率改变导致的脉压放大[27]，即通过心率降低使中心动脉收缩压增加。同样，Meta 分析结果表明：无论服用过何种抗压药，高心率仍然会导致全因死亡率、心肌梗死、致命冠状动脉疾病的风险增加[21]。如果将所有研究结果合并分析，得到的结论是：心率是重要的心血管风险因子，需要考虑将心率纳入高血压评估中[21]。

8.2　心率对脉搏波速的影响的仿真研究

8.2.1　研究背景及意义

　　颈股动脉脉搏波波速 (carotid-femoral artery pulse wave velocity，cfPWV) 是动脉硬化和心血管患病风险增加的重要指标，是心血管全因死亡率的独立标记物[28]。尽管 cfPWV 已被 ESH/ESC 指南推荐为高血压患者的临床检测指标[29]，其检测的标准化正被不断地强化[28, 30]，但是影响 PWV 的动力学机制和测量方法还未完全建立。特别是目前还未弄清 cfPWV 对心率的依赖性，大动脉的动态的、与频率相关的动脉力学特性在何种程度上影响 cfPWV 对心率的依赖性，需要进一步研究。

　　cfPWV 的急性心率变化的依赖性已在一些动物和心脏起搏病人的实验中得到证实[30-32]。排除血压对 cfPWV 的影响，心率对 cfPWV 的影响的近似量化值为 0.16 m/s 每 10 bpm[30]。这一结论建立在对安装了心脏起搏器的 52 位老年病人的实验研究上，目前还不太清楚这种结论是否适用于年轻病人。即使明白了 cfPWV 的心率依赖性在不同人群中的差异性，而这一依赖性背后的物理因素也是不清楚的。动脉黏弹性作为重要的贡献因素已被提出，而且给出了 cfPWV 的心率依赖性的潜在解释[28, 30]。然而，目前还没有心理学上的实验证实这一假设，因为动脉的黏弹性无法进行在体测量，无法得到实验数据的支持。正因为如此，动脉壁黏弹性行为的仿真模型将成为研究心率与动脉黏弹性的相互作用的必要手段。这些仿真模型包括 Voigt 模型、标准线性 solid (SLS, or Kelvin-Zener) 模型[33]、准线性黏弹性模型(quasi-linear viscoelasticity(QLV)model)[34]或分数黏弹性模型(fractional viscoelasticity model，FVM)(如 Voigt-FVM 和 SLS-FVM)[35-37]等。本章提出的方法将动脉的分数黏弹性模型综合到人体动脉树的传输线模型(transmission line model，TLM)中，旨在研究动脉黏弹性随着心率的变化能否导致相应的 PWV 改变。

8.2.2 分形黏弹性动脉模型

1. 动脉的分数黏弹性模型

动脉的分数黏弹性模型一般由一个纯弹簧(spring)和一个或两个弹簧-阻尼器(spring-pot)组成，其结构如图 8.1 所示。图中的弹簧-阻尼器代表动脉应力(σ)与应变(ε)之间关于时间分数导数的数学关系，其关系如式(8.1)所示。

$$\sigma = \eta \frac{\mathrm{d}^{\alpha}\varepsilon}{\mathrm{d}t^{\alpha}} \tag{8.1}$$

其中，η 为比例常数；α 为 FVM 模型的分数阶数，用于描述动脉的黏弹性。当 α 接近 0 时，动脉的动力学特性更加接近于具有弹性的纯弹簧；当 α 接近 1 时，动脉的动力学特性更加接近于具有黏性的纯阻尼器。

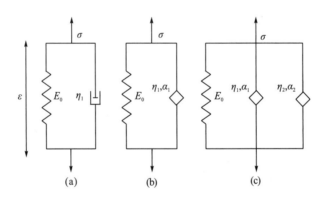

图 8.1 Voigt 模型示意图

(a) 由一个弹簧和一个阻尼器组成的 Voigt 模型；(b) 由一个弹簧和一个弹簧-阻尼器组成的分数 Voigt 模型；(c) 由一个弹簧和两个阻尼器组成的分数 Voigt 模型

因为 FVM 模型是由一个弹簧和一个或两个弹簧-阻尼器组成的，则总的动脉应力与应变的关系可以表达为分数微分方程。该方程的表达式如式(8.2)所示。

$$\sigma(t) = E_0 \varepsilon(t) + \eta \frac{\mathrm{d}^{\alpha}\varepsilon(t)}{\mathrm{d}t^{\alpha}} \tag{8.2}$$

其中，E_0 是纯弹簧的弹性模量常量。

根据分数微积分，考虑到积分下限为负无穷的 Riemann-Liouville 定义[38]，应变的分数阶微分可以定义为式 (8.3)。

$$\frac{d^\alpha f(t)}{dt^\alpha} = \frac{1}{f_\Gamma(1-\alpha)}\frac{d}{dt}\int_{-\infty}^{t}(t-\tau)^{-\alpha}f(\tau)d\tau \quad (0<\alpha<1) \tag{8.3}$$

其中，f_Γ 是欧拉-伽马函数。式 (8.3) 的右侧可以看作 $\varepsilon(t)$ 和 t-α 函数的卷积。将式 (8.3) 代入式 (8.2)，并对式子两侧进行傅里叶变换，包括卷积项。频域复弹性模量 $E^*(\omega)$ 可表示为

$$E^*(\omega) = \frac{\sigma(\omega)}{\varepsilon(\omega)} = E_S(\omega) + jE_D(\omega) \tag{8.4}$$

其中，$E_S(\omega)$ 是储存模量；$E_D(\omega)$ 是耗散模量。频域中的 $E^*(\omega)$ 积分公式可以表达为

$$E^*(\omega) = \left[E_0 + \eta \cdot \cos(\frac{\pi}{2}\alpha) \cdot \omega^\alpha\right] + j\left[\eta \cdot \sin(\frac{\pi}{2}\alpha) \cdot \omega^\alpha\right] \tag{8.5}$$

所以，$E_S(\omega)$ 和 $E_D(\omega)$ 可以通过式 (8.5) 中的实部和虚部计算得到。若根据 Moens-Korteweg 方程[39]，将复脉搏波速 (c^*) 定义为

$$c^* = \sqrt{\frac{E^*h}{\rho D}} \tag{8.6}$$

其中，h 为动脉壁厚度；D 为动脉内直径；ρ 为血液密度 ($1.05\ \text{g/cm}^3$)。

2. 人体动脉树的传输线模型

脉搏波由心脏泵血产生，并由动脉系统从近心端传播至外周动脉。由于动脉具有黏弹性，对脉搏波的传播具有重要影响。在第 4 章中，我们已经介绍了传输线可以有效地描述脉搏波的传播。本节重点介绍 FVM 与传输线模型的有机结合，并利用该模型研究黏弹性对脉搏波的传播波速的影响。人体动脉树的简化模型仍然采用 55 段人体动脉树。55 段简化模型的具体参数 (动脉长度、直径、壁厚、杨氏模量等参数) 见第 4 章的表 4.1，此处不再赘述。

考虑到动脉的弹性模量为与频率相关的复数，则黏弹性动脉的特征阻抗 (Z_0) 可以修改为复脉搏波速，即可得出

$$Z_0 = \frac{\rho c^*}{\pi r^2}(1-v^2)^{-1/2}(1-F_{10})^{-1/2} \tag{8.7}$$

同理，脉搏波的传播常数 (γ) 中的脉搏波速用复脉搏波速替换，即

$$\gamma = \frac{j\omega}{c^*}(1-v^2)^{1/2}(1-F_{10})^{-1/2} \tag{8.8}$$

其中，$F_{10} = 2J_1(\xi_0 j^{3/2}) / \left[\xi_0 j^{3/2} J_0(\xi_0 j^{3/2})\right]$，$J_0$ 和 J_1 分别为零阶和一阶贝塞尔函数，$j = \sqrt{-1}$，$\xi_0 = \sqrt{R\omega/k}$，k 为血液的动黏滞度；ω 为角频率；v 为动脉壁的泊松比。

根据传输线理论，给定一段动脉段的终端阻抗 Z_L 和动脉段的特征阻抗 Z_0，则动脉段的末梢的反射系数可以表示为

$$\Gamma = \frac{Z_L - Z_0}{Z_L + Z_0} \tag{8.9}$$

在动脉的连接处，下游动脉的输入阻抗即为上游动脉的负载阻抗。

长度为 l 的动脉段的出口血压可以通过该段动脉的入口血压计算得到，但计算表达式需要借助传播常数和反射常数，具体表达式如式 (8.10) 所示。

$$P_{outlet} = \frac{1+\Gamma}{e^{\gamma l} + \Gamma e^{-\gamma l}} P_{inlet} \tag{8.10}$$

根据传输线理论，一段动脉的传递函数 (transfer function，TF) 可以定义为出口血压与入口血压的傅里叶变换后的频谱之比。由式 (8.10) 可以得出传递函数的表达式为

$$TF = \frac{P_{outlet}}{P_{inlet}} = \frac{1+\Gamma}{e^{\gamma l} + \Gamma e^{-\gamma l}} \tag{8.11}$$

如果多段动脉串联，则该动脉系统的输出与输入之间的传递函数可以通过所有串联动脉的传递函数的乘积获得。例如，升主动脉-股动脉之间的传递函数可以通过这两段动脉之间的串联动脉段的传递函数相乘得到。在 55 段 TLM 模型之中，升主动脉-股动脉之间的传递函数可以将串联的动脉段[1，2，10，12，13，25，27，29，31，33，49，50]的传递函数相乘获得，表达式如式 (8.12) 所示。

$$TF = \prod_{i=\{1,2,10,\cdots,31,\cdots,50\}} TF_i \tag{8.12}$$

其中，i 代表出现在升主动脉和股动脉之间的串联动脉段号。

模型的求解同样采用递归算法完成，血压和血流的波形计算采用上述所有公式进行计算[40-43]。

8.2.3 模型的输入

将心脏流出的血流看作是输入到人体动脉树模型的输入流源。为了研究心率对脉搏波传播的影响，典型的输入血流量[44]经过修改后得到一系列不同心率的输入血流量波形，如图 8.2 所示。心率从 60 bpm 增加到 100 bpm，间隔为 10 bpm。输入血流量的平均值归一化为 100mL/s，以防止血压均压不同对 PWV 造成的其他附加影响。左心室射血时间 (left ventricular ejection time，LVET) 通过 Weissler 等[45]提出的 LVET 和 HR 的线性回归方程进行计算：

$$LVET = -1.7HR + 413 \tag{8.13}$$

该典型的血流量波形的收缩期和舒张期的波形分别通过线性比例缩放，使得该波形的 LVET 和心动周期达到预定值。然后，通过周期延拓，使单周期血流量波形延拓为多个周期的血流量波形。将该多周期的、连续的血流量波形输入到传输线模型中。

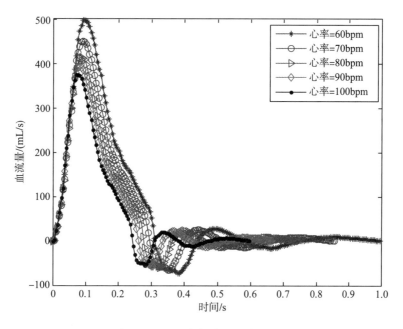

图 8.2　不同心率的输入血流量波形

8.2.4　脉搏波速的计算方法

升主动脉与股动脉之间的脉搏波速(aortic-femoral pulse wave velocity，afPWV)通过两种方法计算：①在时域上，通过检测升主动脉和股动脉脉搏波的波足点，计算两个波足点之间的时间差，除以两者之间的动脉路径距离(L)，从而计算出 afPWV；②在频域上，通过相速度计算 afPWV。

为了计算升主动脉和股动脉的脉搏传输时间(pulse transit time，PTT)，其中脉搏波的波足点通过交叉正切方法[46]检测到,升主动脉至股动脉的脉搏波传播距离可以通过脉搏波传播路径上所有动脉的长度之和计算得到，基于交叉正切方法的 afPWV(记为 afPWV$_{tan}$)的计算公式如式(8.14)所示。

$$\text{afPWV}_{tan} = L / \text{PTT} \tag{8.14}$$

在频域范围内，可以通过升主动脉与股动脉之间的传递函数的相位计算得到基于传递函数的 afPWV(记为 afPWV$_{TF}$)，其计算公式如式(8.15)所示。

$$\text{afPWV}_{TF} = \frac{1}{N} \sum_{f' \leq f_i \leq f'' \cdot \text{HR}/60} \phi_i / (2\pi f_i) \tag{8.15}$$

其中，ϕ_i 是频率 f_i 对应的传递函数的相位；N 代表被使用的离散频率 f_i 的总数量。通过调节频率 f' 到频率 f'' 的范围使得 afPWV$_{TF}$ 与 afPWV$_{tan}$ 之间的绝对差最小化，得到最优的频率范围为第 1 谐波频率 f' 到第 17 谐波频率 f''。

8.2.5　仿真结果与讨论

计算心率与 afPWV$_{tan}$、afPWV$_{TF}$ 的相关系数，当 $P<0.05$ 时，视为具有显著统计意义，结果以 95%的置信区间表示。对 HR、afPWV$_{tan}$ 和 afPWV$_{TF}$ 之间的关系进行线性回归分析，所有结果表示为均值±方差。所有统计分析均在 MATLAB（R2014b）中完成。

1. 分数阶黏弹性参数对频域复弹性模量的影响

当 FVM 的分数阶参数 α 以 0.2 的间隔从 0 增加到 1 时，动脉壁的黏性逐渐增加，储存模量 E_S 和耗散模量 E_D 分别除以静态弹性模量 E_0，在整个频率范围进行归一化处理，如图 8.3 所示。从图 8.3 可以看出，归一化后的储存模量 E_S 和耗散模量 E_D 随着频率增加而逐渐增加。当 α 增加至 1 时，归一化后的 E_S 突然下降至 1。归一化后的 E_D 随着 α 的增加单调地增加。对比图 8.3(a)、(b) 两图，可以看出 E_D 增加的幅度比 E_S 增加的幅度要大。

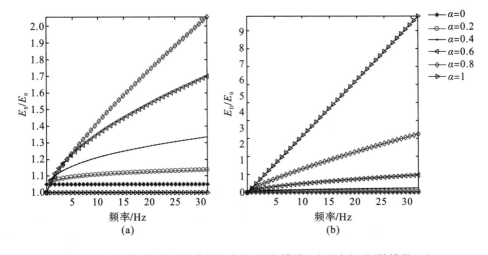

图 8.3　归一化后的复弹性模量的实部(储存模量 E_S)和虚部(耗散模量 E_D)
随分数阶黏弹性参数变化曲线

2. 心率和动脉黏弹性对 PWV 的影响

图 8.4 和表 8.1 为不同动脉黏弹性情况下 PWV 随心率变化的实验结果。当 α 小于 0.5 时，afPWV$_{tan}$ 和 afPWV$_{TF}$ 与心率呈负相关关系。当 α 大于 0.5 时，afPWV$_{tan}$ 和 afPWV$_{TF}$ 与心率呈正相关关系。afPWV$_{tan}$ 或 afPWV$_{TF}$ 与心率之间的相关系数大于 0.9，且具有显著统计意义($P<0.001$)，除 α 为 0.4 和 0.6 之外，它们之间的相关系数为 0.87，同样具有统计学意义($P<0.01$)。

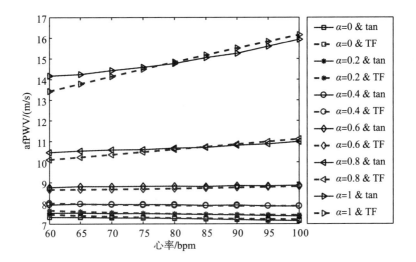

图 8.4　不同分数阶参数情况下心率对 afPWV$_{tan}$ 和 afPWV$_{TF}$ 的影响

表 8.1　afPWV$_{tan}$ 和 afPWV$_{TF}$ 与心率之间的相关系数和依赖关系

α	afPWV$_{tan}$		afPWV$_{TF}$	
	与心率的相关系数(95% 置信区间)	与心率的依赖关系(m/s 每 5 bpm)	与心率的相关系数(95% 置信区间)	与心率的依赖关系(m/s 每 5 bpm)
0	-0.97^{**} [-0.99 -0.93]	-0.02 ± 0.01	-0.97^{**} [-0.99 -0.86]	-0.03 ± 0.02
0.2	-0.98^{**} [-0.99 -0.88]	-0.02 ± 0.01	-0.97^{**} [-0.99 -0.84]	-0.03 ± 0.02
0.4	-0.87^{*} [-0.97 -0.48]	$-0.01-0.03$	-0.93^{**} [-0.99 -0.71]	-0.02 ± 0.01
0.6	0.87^{*} [0.49 0.97]	$0.01+0.02$	0.98^{**} [0.91 0.99]	0.02 ± 0.01
0.8	0.98^{**} [0.92 0.99]	0.07 ± 0.04	1.00^{**} [1.00 1.00]	0.12 ± 0.00
1	0.99^{**} [0.93 1.00]	0.22 ± 0.09	1.00^{**} [1.00 1.00]	0.34 ± 0.01

注：*、** 分别表示 $P<0.01$、$P<0.001$。

　　如表 8.1 所示，当 $\alpha \leqslant 0.6$ 时，afPWV 对心率的依赖关系的幅度十分低，心率每增加 5 bpm，PWV 增加量为 $-0.04\sim0.03$ m/s。当 α 的取值为 0.8 或 1 时，心率每增加 5 bpm，afPWV$_{tan}$ 增加量分别为 (0.07 ± 0.04) m/s 和 (0.22 ± 0.09) m/s，而相应的 afPWV$_{TF}$ 的增加量分别为 (0.12 ± 0.00) m/s 和 (0.34 ± 0.01) m/s。为了研究 afPWV$_{tan}$ 和 afPWV$_{TF}$ 之间的一致性，计算了两者之间的相关系数和线性回归方程，绘出了两者之间的 Bland-Altman 图，如图 8.5 所示。从图 8.5 可以看出，对于所有心率和所有分数阶参数 α，afPWV$_{tan}$ 与 afPWV$_{TF}$ 之间的总的相关系数大于 0.99，线性回归方程为 $y=1.01x-0.117$（$r^2=0.997$，$P<0.001$）。该结果表明：afPWV$_{TF}$ 略低于 afPWV$_{tan}$。afPWV$_{tan}$ 和 afPWV$_{TF}$ 的差值大部分落在[-0.4，0.27] 这一区间，其差值的平均值和 0 具有显著性差异（$P<0.01$）。

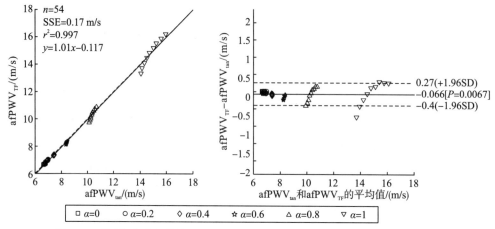

图 8.5　不同分数阶参数情况下 afPWV$_{tan}$ 和 afPWV$_{TF}$ 之间的 Bland-Altman 图

　　不同分数阶参数 α 对全身动脉中的血压波形具有一定的影响。图 8.6 为升主动脉和股动脉血压波形随参数 α 的变化情况。从升主动脉血压波形的收缩上升段的斜率可以看出，当心率为 60bpm 和 100bpm 时斜率随 α 增加而不断增加，但是股动脉血压波形在收缩上升段的斜率随 α 增加而不断减小。两斜率随 α 的不同变化导致波足之间的时间差产生变化，从而导致 afPWV$_{tan}$ 的计算结果产生变化。

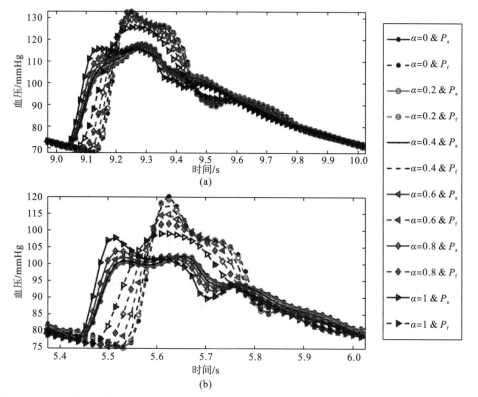

图 8.6　不同分数阶参数情况下，(a) 心率为 60 bpm 和 (b) 100 bpm 时升主动脉和股动脉血压波形

注：P_a、P_f 分别表示升主动脉和股动脉血压波形。

3. 不同动脉中 PWV 对心率的依赖性

为了研究不同动脉中 PWV 对心率依赖性的差异性, 计算了从主动脉至胫骨动脉各段动脉中的 PWV, 结果如图 8.7 所示。从图 8.7(a)、(b) 中可以看出, 研究的 14 段动脉的 PWV_{tan} 和 PWV_{TF} 都随着心率增加而增加。当心率从 60bpm 增加至 100 bpm 时, 各段动脉的 PWV_{tan} 和 PWV_{TF} 变化如图 8.7(c) 所示。由图 8.7(c) 可知, 近心端的主动脉的 PWV_{tan} 和 PWV_{TF} 都增加了约 3 m/s, 而中间段的动脉的 PWV_{tan} 和 PWV_{TF} 分别增加了约 1 m/s (ΔPWV_{tan}) 和 2 m/s (ΔPWV_{TF}), 远心端的动脉的 PWV_{tan} 和 PWV_{TF} 分别增加了约 2 m/s (ΔPWV_{tan}) 和 5m/s (ΔPWV_{TF})。然而, 在最末端的 55 号动脉段中, ΔPWV_{tan} 和 ΔPWV_{TF} 均有所回落。

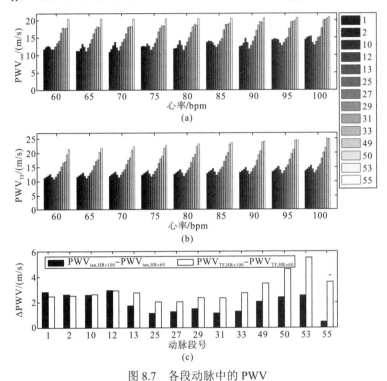

图 8.7　各段动脉中的 PWV

(a) 升主动脉至胫骨动脉的 PWV_{tan} 和 PWV_{TF} 受心率的影响; (b) 心率从 60bpm 增加到 100 bpm 时,
各段动脉的 PWV_{tan} 和 PWV_{TF} 的变化大小; (c) 各段动脉的 PWV_{tan} 和 PWV_{TF} 的变化

8.2.6　讨论

在该研究中, 通过高分数阶的 FVM 模型和人体动脉树的 TLM 模型证明了 PWV ($afPWV_{tan}$ 或 $afPWV_{TF}$) 对 HR 具有正的依赖性和显著关联性, 即 HR 的增加导致 PWV 的增加。然而, 正和负的关联性都可能出现, 它取决于 FVM 模型中分数阶的高低。在人体和动物实验中观察到的正关联性, 只能在分数阶大于等于 0.6 的情况下才会出现。而且其 $afPWV_{tan}$ 和 $afPWV_{TF}$ 对心率的依赖性的大小和实验观察的结果具有良好的一致性。

目前存在多个动脉的黏弹性模型，如 Voigt 模型、SLS 模型[33]、QLV 模型[34]、FVM 模型[35-37]等。尽管 Voigt 模型和 SLS 模型因其简单、易理解等特点，已被广泛应用，但是这些模型无法利用较少的元件数描述特定的时间和频率响应[47, 48]。QLV 模型能准确描述动脉壁和软组织的时变响应特性[49, 50]。但是，该模型的参数很难估计[37]。FVM 模型由 Doehring 等[37]和 Craiem 等[36]提出，并已经证实该模型能较好地模拟动脉力学行为特性，包括人体和动物的动脉[35-37, 51-53]。本书中前述研究结果也证实了 FVM 模型结合 TLM 能很好地揭示动脉黏弹性和 PWV 对心率的依赖性的潜在关系和内在机制。

相速 PWV[54]，如本书中的 afPWV$_{TF}$，通常情况下应该和基于波足时间差方法的 PWV 相等，如本书中的 afPWV$_{tan}$。本书的研究证实了这两种波速 afPWV$_{tan}$ 和 afPWV$_{TF}$ 在不同的心率和动脉黏弹性情况下都具有良好的一致性。尽管它们（afPWV$_{tan}$ 和 afPWV$_{TF}$）都体现出对心率的依赖性，但是很难从 afPWV$_{tan}$ 看出该依赖性为什么会产生，即潜在的机理是什么很难确定。但是通过频域的 afPWV$_{TF}$ 可以得到其内在的机理。

为了解释 PWV 对心率的依赖性，计算了不同 α 情况下主动脉至股动脉的传递函数的模和相位，结果如图 8.8 所示。通过该传递函数的相位和式(8.15)，可以计算出不同 α 情况下的 afPWV$_{TF}$。图 8.8 中，给出了基于传递函数计算得到的 afPWV$_{TF}$。从该图可知，afPWV$_{TF}$ 在频率小于 2 Hz 时迅速下降至最小值。当频率大于 2Hz 时，频率和 PWV 呈线性变化。若 $\alpha \leqslant 0.4$，PWV 随频率的变化不太大；若 $\alpha \geqslant 0.6$，PWV 随频率的变化较明显。该变化从传递函数的相位变化同样可以看出。当心率增加时，动脉树的输入血压和血流量波形的谐波频率会增加，频谱会向高频移动，该移动使得式(8.15)的频率范围发生改变，从而导致 afPWV$_{TF}$ 的改变。所以，较大的 α 值说明 PWV 对心率较大的依赖性。

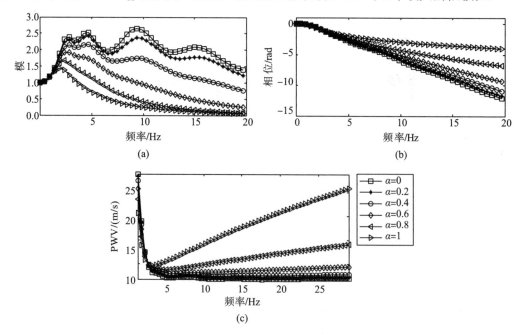

图 8.8　不同分数阶情况下升主动脉至股动脉的传递函数的(a)模和(b)相位，
以及(c)利用相位计算的 afPWV$_{TF}$

人体动脉黏弹性的频率响应特性已经被研究了近半个世纪。这些研究表明动脉黏弹性的频率响应特性随着年龄、性别、动脉尺寸和位置等的变化而变化。Bergel[55]等发现颈动脉相比心主动脉、腹腔动脉和股动脉具有更明显的频率响应特性，即随着频率增加传递函数的相位增加更加明显。Learoyd 等[56]发现在动态/静态弹性模量比率随频率增加方面，年轻人相比老年人表现出更快更高的增加，最快的增加出现在股动脉处。Craiem 等[36]研究发现注射苯肾上腺素的病人相比对照组表现出更加明显的频率依赖性。尽管大量研究佐证了该结果，但是对于不同的人群或不同生理病理特性情况下特殊动脉的动脉黏弹性的频率依赖性与 α 之间的关系仍然未建立。但是，从动脉黏弹性的频率依赖性的变化趋势可以看出，动脉弹性越大，α 越低[36]。因此，外周动脉的 α 比主动脉更高，老年人的 α 比年轻人更高。实际的 α 的范围应该为 $0\sim1$，该范围被大多实验所证实[36]，但是也有一小部分研究用到了 $0\sim2$ 的范围[51]。到目前为止，对于 α 的正常取值范围未有统一的意见，主要的原因在于可获得的数据十分有限，另外，直接测量该参数十分困难。然而，该参数可以通过其他参数推导出来，如传递函数。在该研究中，升主动脉至股动脉之间的传递函数的模和相位具有各自的特征形状。图 8.8 中显示了 α 取 $0\sim1$ 的不同值时，可以获得不同的传递函数。通过与文献中的结果进行定性的比较可得，当 α 等于 0.6 时传递函数的模和相位的形态特征与 Chen 等[57] 和 Segers 等[58]得到的结果十分类似。由此可以推测出人体动脉黏弹性的 α 参数在正常情况下取值在 0.6 左右是合理的。Craiem 等 [36]在研究羊的动脉黏弹性时，通过调整动脉黏弹性模型，得到了类似的 α 取值。

如果 $\alpha=0.6$ 代表正常的动脉黏弹性，那么 0.8 和 1 则表示动脉硬化情况下的动脉黏弹性。Tan 等[30]对老年人的研究发现 PWV 对心率具有正依赖性，且得到平均依赖性为 $0.08\sim0.10$ m/s 每 5 bpm，这一结果通过本书提出的模型同样可以得到，只是 α 的取值需要调整为 $0.6\sim0.8$。当 α 的取值小于 0.4 时，代表黏性减小、弹性增加，此时 PWV 对心率的正依赖性将会反转，如图 8.4 所示。这一现象可以部分地解释为什么不同性别、年龄的人群无法得到较为一致的 PWV 对心率正依赖性这一结论[32, 59]。这可能是不同年龄、性别的群体构成了不同动脉黏弹性的综合体，出现 α 取值在 0.6 左右，从而出现了综合现象，无法呈现出 PWV 对心率依赖性的统一结果。

另外，除了传递函数，黏弹性参数 α 同样能改变反射系数，从而改变反射波的幅值和到达时间。而且，反射系数是一个与频率有关的复数，它能够随着心率的增加改变有效反射系数。这也导致了 PWV 对心率的依赖性受到该参数的影响。为了研究这一影响因素，利用波分解分析法(wave separate analysis，WSA)对血压波形进行前向和反向波的分解，计算了不同心率(60 $\sim$100 bpm)、不同 α(0 和 0.8)情况下，升主动脉处的反射强度(reflection magnitude，RM=$|P_b|/|P_f|$)和反射指数〔reflection index，RI=$|P_b|/(|P_f|+|P_b|)$〕，其中$|P_f|$和$|P_b|$表示前向波和反向波的幅值(即最大值与最小值之差)。结果表明：在不同动脉黏弹性情况下，随着心率的增加，波反射逐渐减小。当心率增加 40bpm 时，波反射强度(RM)的改变量为 0.18($\alpha=0$) 和 0.16($\alpha=0.8$)，反射指数 (RI) 的改变量为 0.06 ($\alpha=0$) 和 0.08($\alpha=0.8$)。升主动脉和股动脉的反射系数谱也显示其模在小于 6Hz 的频率范围出现下降。这意味着心率升高引起波反射的下降，因为心率升高表示输入流波形的频谱会向高频部分移动。尽管 WSA 的结果和反射系数频谱都显示在不同 α 情况下的心率和波反射都呈

现负相关的关系，但是波反射可能只对射血早期和波足造成微弱影响，所以当利用基于波足时间差法计算 PWV 时，波反射可以忽略不计。

该研究存在一些局限性：第一，FVM 的参数不是来源于真实的人体动脉数据，特别是参数 η，该参数来源于羊的降主动脉的数据[36]。然而，我们有理由推测哺乳动物的大动脉具有近似的动力学参数。在下一步研究中有必要测量出人体动脉的正常参数 η。第二，除 E_0 之外，所有动脉段采用了相同的动脉黏弹性特性，然而，不同动脉具有不同的黏弹性频谱特性，并且大动脉和外周小动脉之间的这种差异很大。所以，需要在 TLM 模型中引入更加精细、个体化的动脉壁黏弹性的频率特性来模拟更加准确的血流动力学过程。但是，这将需要测量整个动脉树的动脉黏弹性参数。第三，尽管输入血流在本研究中被严格地控制，但是，不同人群的每搏量、射血时间、血流量波形态等存在很大不同，而且性别、体重和生理病理状态都对此具有重要影响。左心室对大动脉硬化的影响已有相关研究[60, 61]，但是这些参数混淆着心率对 PWV 的影响，而本章未对此进行讨论。

8.2.7 结论

本章证实了心率影响 PWV 的一种可能机制，该机制可以解释为脉搏波频谱和动脉黏弹性频谱特性之间的相互作用。频率对动脉壁的复弹性模量影响越大，PWV 随心率变化的程度就越大。将来的研究工作需要确定不同心率情况下动脉壁黏弹性的频率特性，以及人体动脉树中各动脉段的黏弹性参数是否具有很大频谱差异。

8.3 心率对反射系数的影响仿真研究

8.3.1 研究背景及意义

脉搏波从心脏射血时产生沿着大动脉向四周传播的前向波，然后产生反向传播至大动脉和心脏的反射波。反射波在中心动脉压的形成过程中扮演着重要角色[62-65]，有时决定着中心收缩血压的增强指数（augmentation index，AI），特别是动脉硬化、高血压、老年人等群体[54, 66, 67]。尽管 AI 被证实是反映波反射的重要指标[62, 67]，但是 AI 的计算常常受到反射波时间的影响[68]。为了避免反射时间差异导致增强指数计算的差异，提出了波反射的反射强度（RM）和反射指数（RI）[69]，并获得了越来越多的关注，同时不断有研究证实中心动脉压的 RM 和 RI 是全因死亡率和心血管事件的重要风险因子和独立预测因子[70, 71]。

一些研究已经证实在主动脉处的 AI、RM 和 RI 等参数与心率具有显著的负相关性[72-75]。心率在调节血压[76]、脉搏波速和波反射[30, 77, 78]等方面具有重要作用。然而，脉搏波反射对心率的负依赖性的潜在机制还未建立。另外，动脉黏弹性在这种依赖性中扮演何种角色还不清楚。造成这种困境的原因可能是缺乏有效的实验方法区分人体和动物实验中血压、动脉硬度等混淆因素带来的影响。为了避免和区分这些混淆因素之间的相互影响，数值仿真通常是一种重要的补充手段[79, 80]。本研究旨在利用数值仿真实验探索心率影响脉搏波反射的潜在机制，同时不断有研究证实动脉黏弹性在该影响机制中起到的作用。

　　本书中 55 段人体动脉树的传输线模型（TLM）与动脉的分数阶模型（FVM）结合，应用到人体动脉树中脉搏波传播的仿真研究中。具体的模型建立参见 8.1 节。

8.3.2　RM 和 RI 的计算

　　为了研究心率对脉搏波反射的影响，升主动脉处的脉搏波反射强度和反射指数通过式(8.16)和式(8.17)进行计算。

$$RM = |P_b|/|P_f| \qquad (8.16)$$
$$RI = |P_b|/(|P_f| + |P_b|) \qquad (8.17)$$

式中，$|P_f|$ 和 $|P_b|$ 表示前向和反向传播的脉搏波幅值，前向传播的脉搏波和反向传播的脉搏波的波形利用波分解分析法（WSA）获得。图 8.9 为 WSA 法的示意图。

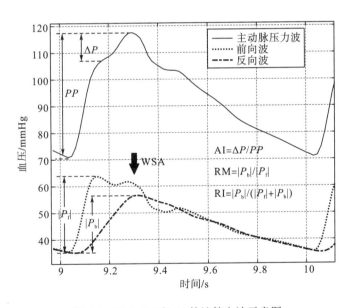

图 8.9　RM、RI 和 AI 的计算方法示意图

　　图 8.9 中显示了增强指数 AI 的计算方法，可以知道 AI 通过升主动脉的增强压 ΔP 除以脉压 PP 获得。ΔP 和 PP 分别表示增强压和脉压。而且，动脉黏弹性对 RM 和 RI 的影响可以通过改变 FVM 的分数阶参数 α 进行研究，其取值为 0～1。α 的取值越大，则其黏弹性表现的黏性特征就越明显。

8.3.3 反射系数的计算

根据式(8.11)可以看出，反射系数不是单个常数值，而是与频率有关系的参数，该参数和 Z_L、Z_0 类似，都是频域计算的变量。为了估计升主动脉处的总反射系数 Γ_{Total}，将谐波频率上的反射系数的模进行加权求和，得到 Γ_{Total} 的计算公式如式(8.18)。

$$\Gamma_{\text{Total}} = \sum_{i=1}^{N}(H_i / \sum_{i=1}^{N} H_i) \cdot \Gamma_i \tag{8.18}$$

其中，H_i 代表血压信号的第 i 倍频的模；N 代表计算 Γ_{Total} 时所用到的谐波倍频的个数；Γ_i 表示第 i 倍频上的反射系数的模。

图8.10为总反射系数 Γ_{Total} 的计算方法，其中包括血压波形归一化后的模的频谱、各谐波倍频上的反射系数。反射系数的权重为归一化后的模，其归一化计算公式为 $H_i / \sum_{i=1}^{N} H_i$，即式(8.18)中的权重。

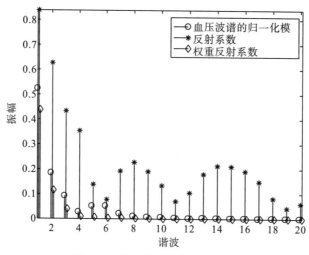

图8.10 总反射系数的计算方法

8.3.4 心率和动脉黏弹性对波反射的影响结果

1. 心率对反射系数的影响

RM、RI、Γ_{Total} 和 AI 随心率的变化情况如图8.11所示。从图中可以看出，当心率从60bpm逐渐升高到100bpm时，心率每增加10bpm，RM、RI、AI 和 Γ_{Total} 等参数线性地下降，并且该现象可以在任何 α 都能观察到。RM、RI、Γ_{Total} 和 AI 下降的平均值和方差分别为-0.0424±0.0037，-0.0177±0.0013，-0.0365±0.0017 和(-1.93±0.55)%，该结果如表8.2所示。

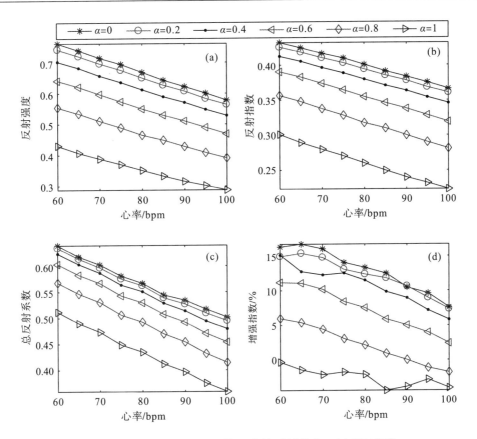

图 8.11　心率和动脉黏弹性参数 α 对 (a) 反射强度、 (b) 反射指数、

(c) 总反射系数和 (d) 增强指数的影响

表 8.2　不同动脉黏弹性参数 α 情况下，RM、RI、Γ_{Total} 和 AI

与心率之间的线性回归方程的斜率和截距，以及四个参数对心率的依赖性

α	RM			RI			Γ_{Total}			AI/%		
	斜率	截距	依赖性/10 bpm	斜率	截距	依赖性/10 bpm	斜率	截距	依赖性/10 bpm	斜率	截距	依赖性/10 bpm
0	-0.004 6	1.037 1	-0.046 0	-0.001 7	0.532 5	-0.016 6	-0.003 4	0.840 9	-0.034 2	-0.23	31.32	-2.30
0.2	-0.004 5	1.010 0	-0.044 8	-0.001 6	0.525 4	-0.016 5	-0.003 5	0.840 6	-0.034 9	-0.20	27.93	-1.98
0.4	-0.004 4	0.963 3	-0.043 7	-0.001 7	0.513 9	-0.016 8	-0.003 6	0.838 4	-0.036 1	-0.21	27.52	-2.11
0.6	-0.004 3	0.899 0	-0.043 2	-0.001 8	0.498 7	-0.017 9	-0.003 7	0.826 2	-0.037 3	-0.23	25.75	-2.31
0.8	-0.004 1	0.799 1	-0.041 2	-0.001 9	0.471 2	-0.019 0	-0.0038	0.796 1	-0.038 2	-0.21	18.52	-2.05
1	-0.003 6	0.639 9	-0.035 7	-0.001 9	0.416 3	-0.019 5	-0.003 8	0.738 7	-0.038 2	-0.08	4.15	-0.84
平均值	-0.004 3	0.891 4	-0.042 4	-0.001 8	0.493 0	-0.017 7	-0.003 6	0.813 5	-0.036 5	-0.19	22.53	-1.93
方差	0.000 4	0.149 9	0.0037	0.000 1	0.043 4	0.001 3	0.000 2	0.040 4	0.001 7	0.06	9.96	0.55

表 8.3 给出了黏弹性参数 α 等于 0 和 0.8 时升主动脉处的前向波和反向波的幅值、RM、RI、Γ_{Total} 和 AI 的变化情况。当心率从 60bpm 逐渐升高到 100bpm 且 α 为 0 时，RM、RI、Γ_{Total} 和 AI 减少量分别为 0.18、0.06、0.14 和 8.73%。当 α 为 0.8 时，RM、RI、Γ_{Total} 和 AI 减少量分别为 0.16、0.08、0.16 和 7.75%。相比 RI 而言，心率对 Γ_{Total} 的影响比对 RM 的影响更为类似，这种相似性可以从图 8.12(a)、(b) 看出。当 α 等于 0 时，RM 比 RI 和 Γ_{Total} 的值更高，且随心率的变化更快，如图 8.12(a) 所示。当 α 等于 0.8 时，Γ_{Total} 比 RM 略大，但远大于 RI，另外，RM 和 Γ_{Total} 的下降速度是同步的，该现象可以从图 8.12(b) 中看出。

表 8.3 当动脉黏性参数 α 取值为 0 和 0.8 时，
升主动脉的正向波和反向波幅值、RM、RI、AI 和 Γ_{Total} 随心率变化情况

心率/bpm	$\alpha=0$						$\alpha=0.8$					
	$\lvert P_f\rvert$	$\lvert P_b\rvert$	RM	RI	Γ_{Total}	AI/%	$\lvert P_f\rvert$	$\lvert P_b\rvert$	RM	RI	Γ_{Total}	AI/%
60	28	21	0.76	0.43	0.64	16.31	36	20	0.55	0.36	0.57	5.97
65	26	19	0.74	0.42	0.62	16.70	33	18	0.53	0.35	0.55	5.40
70	25	18	0.71	0.42	0.60	16.02	31	16	0.51	0.34	0.53	4.42
75	23	16	0.69	0.41	0.58	14.03	30	15	0.49	0.33	0.51	3.05
80	22	15	0.67	0.40	0.57	13.31	29	13	0.47	0.32	0.49	2.12
85	22	14	0.64	0.39	0.54	12.46	27	12	0.45	0.31	0.47	0.93
90	21	13	0.62	0.38	0.53	10.45	26	11	0.43	0.30	0.45	0.00
95	20	12	0.60	0.38	0.52	9.60	26	11	0.41	0.29	0.43	-1.13
100	20	12	0.58	0.37	0.50	7.57	25	10	0.39	0.28	0.41	-1.78

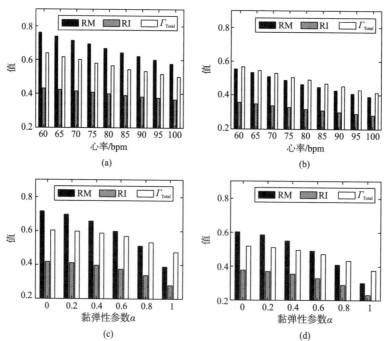

图 8.12 (a) $\alpha=0$ 和 (b) $\alpha=0.8$ 时，反射强度 (RM)、反射指数 (RI)、总反射系数 (Γ_{Total}) 随心率的变化；
(c) 心率为 70 bpm 和 (d) 90 bpm 时，这些参数随黏弹性参数 α 的变化

2. 动脉黏弹性对脉搏波反射的影响

RM、RI 和 Γ_{Total} 在任何心率情况下都随着动脉黏弹性的增加而快速下降，如图 8.11 所示。为了直观地呈现出该变化，图 8.12(c)、(d) 显示了心率为 70bpm 和 90bpm 时 RM、RI 和 Γ_{Total} 随 α 的变化。图中显示随着 α 的增加，RM、RI 和 Γ_{Total} 迅速下降，且下降呈现出非线性特征。明显可以观察到，RM 的下降速度比 RI 和 Γ_{Total} 的下降速度更快，RI 和 Γ_{Total} 两者的下降速度几乎相同。

而且，α 同样影响着 RM（RI 或 Γ_{Total}）与心率之间线性回归曲线的斜率和心率的依赖性。尽管图 8.11(a)、(b) 中所有曲线几乎互相平行，但是这些直线的斜率存在一些差异。表 8.2 是不同动脉黏弹性情况下的线性回归的斜率和截距的计算结果，从该表中可以看出：当 α 从 0 增加至 1 时，RM 对 HR 的依赖性从 -0.0460 增加到 -0.0360，约增加了 22%；RI 对心率的依赖性增加程度较小，约为 7%；Γ_{Total} 对心率的依赖性约为 15%；尽管 AI 也随着心率增加而下降，但是其线性特征不如 RM、RI 和 Γ_{Total} 明显[图 8.11(d)]。

3. 不同动脉的反射系数对心率的依赖性

考虑到 Γ_{Total} 随心率和动脉黏弹性参数 α 的变化与 RM、RI 的变化十分类似，而且利用 TLM 模型计算 Γ_{Total} 的过程相比 RM 和 RI 的计算更加容易且受血压波形中的噪声影响更小，所以，本节主要研究 Γ_{Total} 在不同动脉中的差异性。当动脉黏弹性参数 α 为 0 和 0.8 时，从升主动脉到胫骨动脉(人体动脉树图中的 1、2、10、12、13、25、27、29、31、33、49、50、53、55 号动脉)中 Γ_{Total} 随心率变化的结果如图 8.13 所示。在图 8.13(a)、(b) 中，所有这些动脉中的 Γ_{Total} 随着心率的增加而减小，但是图 8.13(a) 中的数值比图 8.13(b) 中对应的数值高。图 8.13(c) 显示了相同心率(60bpm 或 100 bpm)、不同黏弹性(α 为 0 和 0.8)时 Γ_{Total} 的差值 $\Delta\Gamma_{\text{Total}}$，该差值 $\Delta\Gamma_{\text{Total}}$ 从升主动脉处的 0.08 下降为胫骨动脉处的 -0.02；图 8.13(d) 显示了不同心率(60bpm 和 100 bpm)、相同黏弹性(α 为 0 或 0.8)时 Γ_{Total} 的差值 $\Delta\Gamma_{\text{Total}}$，该差值 $\Delta\Gamma_{\text{Total}}$ 从升主动脉处的 0.15 下降为胫骨动脉处的 0.08。在图 8.13(c)、(d) 两幅图中，$\Delta\Gamma_{\text{Total}}$ 在第 29 号和第 55 号动脉处出现了显著下降。但是图 8.13(d) 中的曲线相比 8.13(c) 中的曲线要平滑一些。

4. 反射系数与频率关系

为了分析反射系数随频率的变化特性，利用 TLM 模型计算了升主动脉和腹主动脉不同黏弹性参数 α 情况下的反射系数的模和相位，结果如图 8.14 所示。图 8.14(a)、(b) 分别是升主动脉和腹主动脉反射系数的模，(c)、(d) 分别是升主动脉和腹主动脉反射系数的相位。

从图 8.14(a)、(b) 可以看出，升主动脉和腹主动脉反射系数的模随着频率的增加而降低，当频率达到 5.5Hz 和 2.5Hz 时，升主动脉和腹主动脉的模分别达到了最低值。相比而言，黏性特性越明显，升主动脉的下降速度越快。当频率进一步升高时，反射系数的模出现一些起伏，并且反射系数越小，起伏越明显。

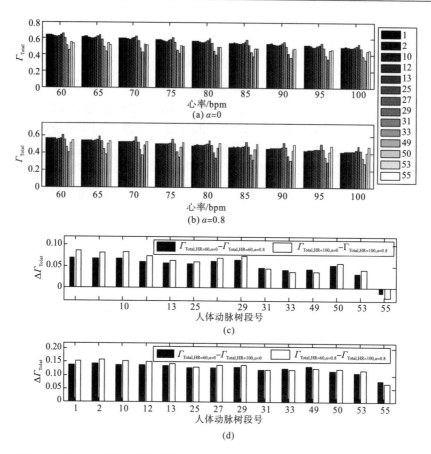

图 8.13　从升主动脉到胫骨动脉的不同动脉中的总反射系数 (Γ_{Total}) 的变化情况

(a) $\alpha=0$；(b) $\alpha=0.8$；(c) 相同心率 (60bpm 或 100 bpm) 不同黏弹性时总反射系数之间的差值；

(d) 相同黏弹性参数 α (0 或 0.8) 不同心率时反射系数之间的差值

　　从图 8.14 (c)、(d) 可以看出升主动脉和腹主动脉反射系数的相角随着频率的增加而降低，同样，当频率达到 5.5Hz 和 2.5Hz 时，升主动脉和腹主动脉的相角分别达到了最低值。对于升主动脉的相位，当 α 增加时，反射系数的相位逐渐降低。

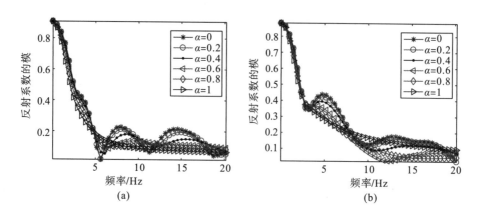

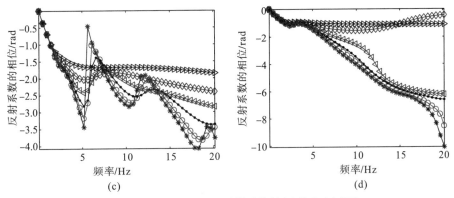

图 8.14　升主动脉(段 1)处反射系数的(a)模和(c)相位，
腹主动脉(段 29)处反射系数的(b)模和(d)相位

5. 脉搏波反射对心率依赖性的内在机制

心率的增加必定伴随着谐波频谱的倍频频率的增加。图 8.15 为特定动脉黏弹性情况下，心率对不同动脉反射系数的模的计算范围的影响。图中阴影部分表示当心率为 60 bpm 和 100 bpm 时，被用于计算总反射系数的前十个倍频的频率范围。对比两心率对应的阴影面积，可以看出：当心率为 60bpm 时，反射系数的频谱计算范围相对较窄，且频率较低；当心率为 100bpm 时，计算范围增加，且向高频移动。当心率为 60bpm 时，升主动脉和腹主动脉的平均或加权平均比 100bpm 的结果会更高。当心率增加时，导致频谱右移且反射系数随频率增加而下降的特性，两种相互作用是导致总反射系数降低的内在机制，也是 RM 和 RI 等表征波反射参数降低的内在机制。

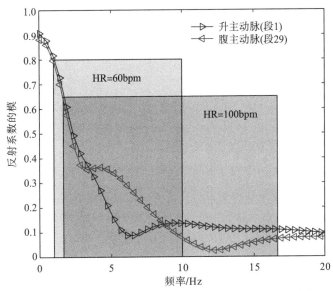

图 8.15　当 $\alpha=0.6$ 且前十倍谐波频率用于计算总反射系数时，
心率对反射系数的模的计算范围的影响

8.3.5　心率和动脉黏弹性对波反射的影响的讨论

本研究利用 55 段人体动脉树的 TLM 和 FVM 模型证实了 HR 对波反射的负相关影响，并且借助提出的总反射系数这一新参数解释了其内在机理，同时研究了动脉黏弹性在这一负相关影响中所起到的作用。

一些人体和动物实验已经发现心率的增加伴随着大动脉的渐进性硬化[18, 33]。而且，心率与外周动脉硬化的关联性比主动脉的还要大[34]。尽管本书中证实了反射波的参数 RM、RI、AI 和 Γ_{Total} 随心率或动脉黏弹性变化有显著性变化，但是心率和动脉黏弹性之间的相互作用关系未在本书中讨论。心率和动脉黏弹性对波反射的影响可以通过图 8.11 推导出来。例如，当心率从 60bpm 增加到 100bpm，且 α 从 1 降低到 0 时，RM 将从 0.44 升高到 0.58，这将导致 RM 对心率的正依赖性；如果 α 从 0.4 降低到 0，且保持其他参数不变，则 RM 将下降，这将导致 RM 对心率的负依赖性。该现象意味着波反射对心率的依赖性可正可负，需要在相同的动脉硬化水平条件下进行讨论和研究。

对于 AI，本章研究结果显示心率与 AI 之间的线性关系比心率与 RM、RI、Γ_{Total} 之间的线性关系差，这可能是由 AI 的计算方法导致的。AI 的计算往往通过脉搏波上升沿拐点的检测实现的（图 8.9），而该拐点往往很难检测到，特别是反射波过早在收缩上升期返回[81]。这也证实了 RM 和 RI 比 AI 在描述波反射的特性方面更加优异。而且，当 α 为 0.8 时，AI 随着心率的增加从正值变为负值；当 α 为 1 时，AI 将保持幅值，这主要是由于动脉黏弹性的增加导致反射波的时间延迟。

Γ_{Total} 作为新的工具在本书提出，是为了从两个方面研究波反射对心率的依赖关系：① 利用 Γ_{Total} 作为理论参考值，证实 RM 或 RI 和该参数之间的相似性；② 阐明 Γ_{Total} 对心率的负依赖关系的原因。结果表明：心率、α 对 Γ_{Total} 的影响和对 RM 和 RI 的影响具有很好的一致性。尽管它们之间存在明显的一致性，但是也存在一些差异。最大的差异是在心率一定的情况下，Γ_{Total} 随 α 的增加而减小的速度比 RM 减小的速度慢；另一个差异是所有 Γ_{Total} 值都低于对应的 RM 值（α =1 除外），但高于 RI。这些差异是由 RM、RI 和 Γ_{Total} 的计算方法不同而造成的。RM 和 RI 是通过 WSA 计算获得的，如式 (8.16) 和式 (8.17) 所示，而 Γ_{Total} 的计算是通过 TLM 模型的式 (8.17) 计算获得的。

尽管本书中刻意将平均血流控制为常数，不随心率发生变化，但是动脉血压却因心率和动脉黏弹性的不同而不同。当动脉黏弹性参数 α 为 0 或 0.8 时，正向和反向波的幅值随心率增加而显著下降，结果如表 8.3 所示。该现象与正常血压病人、高血压患者和心脏起搏器诱导的心率过快病人的实验结果是一致的[78, 82, 83]。该血压变化同样也和 Rimoldi 等[84] 的实验结果一致，即心率下降与中心收缩压增加相关联。

从主动脉和外周动脉的波反射之间的比较可以看出：主动脉的波反射受心率和动脉黏弹性参数的影响更加明显，如图 8.13(c)、(d) 所示。这种动脉间的波反射差异可以解释为：升主动脉相比腹主动脉具有下降更快的反射系数频谱。所以，若 α 固定，心率变化越大，主动脉的 $\Delta\Gamma_{Total}$ 与外周动脉的差别就越显著。同样的道理，若心率固定，α 变化越大，主动脉的 $\Delta\Gamma_{Total}$ 与外周动脉的差别就越显著。这种波反射差异可能导致中心动脉压和外周动脉压的变化差异。这也可解释为什么一些药物对主动脉和外周动脉的降压效果存在差异[73]。

总之，RM、RI 和 Γ_{Total} 随心率的增加而线性下降，随动脉黏弹性参数 α 的增加而非线性减小。RM、RI 和 Γ_{Total} 对心率的负依赖关系可归结为：心率增加时，血压波倍频向高频移动，反射系数随频率增加而减小，两者相互作用导致了这种关系。本书也建议波反射的心率依赖关系需要在同样的动脉黏弹性水平条件下进行评估。

8.4　本 章 小 结

心率作为重要的血流动力学参数，直接地或间接地影响着心血管系统的动力学特性，其中对动脉系统中血压、动脉硬化程度和脉搏波传播速度、脉搏波反射的影响尤为突出。不同心率情况下，血流动力学参数的测量和研究直接关系到心血管系统功能的评价和干预，具有十分重要的科研意义和临床价值。但是关于心率的研究存在着许多限制，特别是多因素相互影响无法去耦合和独立评估，而借助数值仿真能较好地解决这一问题，但是数值仿真毕竟是简化后的模型，无法完全表达真实的心血管系统。因此，更准确的数值仿真模型和方法显得尤为重要和迫切，同时，开展临床实验来验证数值仿真结果的准确性和重复性也十分重要。

参 考 文 献

[1]Boudoulas K D, Borer J S, Boudoulas H. Heart rate, life expectancy and the cardiovascular system: therapeutic considerations. Cardiology, 2015, 132(4): 199-212.

[2]Palatini P, Julius S. Heart rate and the cardiovascular risk. Journal of Hypertension, 1997, 15(1): 3-17.

[3]Palatini P, Julius S. The physiological determinants and risk correlations of elevated heart rate. American Journal of Hypertension, 1999, 12(1): 3S-8S.

[4]Hartaigh B Ó, Allore H G, Trentalange M, et al. Elevations in time-varying resting heart rate predict subsequent all-cause mortality in older adults. European Journal of Preventive Cardiology, 2014, 22(4): 527-534.

[5]Levy R L, White P D, Stroud W D, et al. Transient tachycardia: prognostic significance alone and in association with transient hypertension. Medical Press of Egypt, 1946, 38(6): 207-212.

[6]Dyer A R, Persky V, Stamler J, et al. Heart rate as a prognostic factor for coronary heart disease and mortality: findings in three Chicago epidemiologic studies. American Journal of Epidemiology, 1980, 112(6): 736-749.

[7]Copie X, Hnatkova K, Staunton A, et al. Predictive power of increased heart rate versus depressed left ventricular ejection fraction and heart rate variability for risk stratification after myocardial infarction. Results of a two-year follow-up study. Journal of the American College of Cardiology, 1996, 27(2): 270-276.

[8]Palatini P. Heart rate as a risk factor for atherosclerosis and cardiovascular mortality: the effect of antihypertensive drugs. Drugs,

1999, 57(5): 713-724.

[9]Schroll M, Hagerup L M. Risk factors of myocardial infarction and death in men aged 50 at entry. A ten-year prospective study from the Glostrup population studies. Danish Medical Bulletin, 1977, 24(6): 252-255.

[10]Medalie J H, Kahn H A, Neufeld H N, et al. Five-year myocardial infarction incidence. II: Association of single variables to age and birthplace. Journal of Chronic Diseases, 1973, 26(6): 325-349.

[11]Hjalmarson A, Gilpin E A, Kjekshus J, et al. Influence of heart rate on mortality after acute myocardial infarction. American Journal of Cardiology, 1990, 65(9): 547-553.

[12]Casolo G C, Stroder P, Signorini C, et al. Heart rate variability during the acute phase of myocardial infarction. Circulation, 1992, 85(6): 2073-2079.

[13]Palatini P, Dorigatti F, Zaetta V, et al. Heart rate as a predictor of development of sustained hypertension in subjects screened for stage 1 hypertension: the HARVEST Study. Journal of Hypertension, 2006, 24(9): 1873.

[14]Palatini P, Benetos A, Grassi G, et al. Identification and management of the hypertensive patient with elevated heart rate: statement of a European Society of Hypertension Consensus Meeting. Journal of Hypertension, 2006, 24(4): 603-610.

[15]Tsuji H, Venditti F J, Manders E S, et al. Reduced heart rate variability and mortality risk in an elderly cohort. The Framingham Heart Study. Circulation, 1994, 90(2): 878-883.

[16]Fontbonne A, Charles M A, Thibult N, et al. Hyperinsulinaemia as a predictor of coronary heart disease mortality in a healthy population: the Paris Prospective Study, 15-year follow-up. Diabetologia, 1991, 34(5): 356-361.

[17]Kristal-Boneh E, Harari G, Weinstein Y, et al. Factors affecting differences in supine, sitting, and standing heart rate: the Israeli CORDIS Study. Aviation Space & Environmental Medicine, 1995, 66(8): 775-779.

[18]Goldberg R J, Larson M, Levy D. Factors associated with survival to 75 years of age in middle-aged men and women: the Framingham Study. Archives of Internal Medicine, 1996, 156(5): 505-509.

[19]Benetos A, Thomas F, Bean K, et al. Resting heart rate in older people: a predictor of survival to age 85. Journal of the American Geriatrics Society, 2003, 51(2): 284-285.

[20]Benetos A, Rudnichi A, Thomas F, et al. Influence of heart rate on mortality in a French population: role of age, gender, and blood pressure. Hypertension, 1999, 33(1): 44-52.

[21]Palatini P, Rosei E A, Casiglia E, et al. Management of the hypertensive patient with elevated heart rate: statement of the second consensus conference endorsed by the European Society of Hypertension. Journal of Hypertension, 2016, 34(5): 813-821.

[22]Palatini P, Casiglia E, Pauletto P, et al. Relationship of tachycardia with high blood pressure and metabolic abnormalities: a study with mixture analysis in three populations. Hypertension, 1997, 30(5): 1267-1273.

[23]Verrier R L, Tan A. Heart rate, autonomic markers, and cardiac mortality. Heart Rhythm, 2009, 6(11): S68-S75.

[24]Palatini P. Heart rate as a cardiovascular risk factor: do women differ from men? Annals of Medicine, 2001, 33(4): 213-221.

[25]Palatini P. Role of elevated heart rate in the development of cardiovascular disease in hypertension. Hypertension, 2011, 58(5): 745-750.

[26]Bangalore S, Sawhney S, Messerli F H. Relation of beta-blocker-induced heart rate lowering and cardioprotection in hypertension. Journal of the American College of Cardiology, 2008, 52(18): 1482-1489.

[27]Investigators T C, Williams B, Lacy P S, et al. Differential impact of blood pressure–lowering drugs on central aortic pressure and clinical outcomes principal results of the Conduit Artery Function Evaluation (CAFE) Study. Circulation, 2006, 113(9): 1213-1225.

[28]Townsend R R, Wilkinson I B, Schiffrin E L, et al. Recommendations for improving and standardizing vascular research on arterial stiffness: a scientific statement from the American Heart Association. Hypertension, 2015, 66(3): 698-722.

[29]Mancia G, De Backer G, Dominiczak A, et al. 2007 ESH-ESC guidelines for the management of arterial hypertension: ESH-ESC task force for the management of arterial hypertension. Journal of Hypertension, 2007, 25(9): 1751-1762.

[30]Tan I, Spronck B, Kiat H, et al. Heart rate dependency of large artery stiffness. Hypertension, 2016, 68(1): 236-242.

[31]Tan I, Butlin M, Liu Y Y, et al. Heart rate dependence of aortic pulse wave velocity at different arterial pressures in rats. Hypertension, 2012, 60(2): 528-533.

[32]Lantelme P, Mestre C, Lievre M, et al. Heart rate: an important confounder of pulse wave velocity assessment. Hypertension, 2002, 39(6): 1083-1087.

[33]Eringen A C, Paslay P R. Mechanics of continua. Crop & Pasture Science, 1968, 52(3): 397-413.

[34]Fung Y C. Biomechanics: Mechanical Properties of Living Tissues. Berlin : Springer Science & Business Media, 1993.

[35]Craiem D, Rojo F J, Atienza J M, et al.Fractional-order viscoelasticity applied to describe uniaxial stress relaxation of human arteries. Physics in Medicine and Biology, 2008, 53(17): 4543-4554.

[36]Craiem D, Armentano R L. A fractional derivative model to describe arterial viscoelasticity. Biorheology, 2007, 44(4): 251-263.

[37]Doehring T C, Freed A D, Carew E O, et al. Fractional order viscoelasticity of the aortic valve cusp: an alternative to quasilinear viscoelasticity. Journal of Biomechanical Engineering, 2005, 127(4): 700-708.

[38]Jumarie G. Modified Riemann-Liouville derivative and fractional Taylor series of nondifferentiable functions further results. Computers & Mathematics with Applications, 2006, 51(9-10): 1367-1376.

[39]Gosling R G, Budge M M. Terminology for describing the elastic behavior of arteries. Hypertension, 2003, 41(6): 1180-1182.

[40]Xiao H G, Avolio A, Zhao M. Modeling and hemodynamic simulation of human arterial stenosis via transmission line model. Journal of Mechanics in Medicine and Biology, 2016, 16(5): 1571-1576.

[41]Xiao H G, Avolio A, Huang D. A novel method of artery stenosis diagnosis using transfer function and support vector machine based on transmission line model: a numerical simulation and validation study. Computer Methods and Programs in Biomedicine, 2016, 129: 71-81.

[42]Xiao H G. Numerical simulation and validity of a novel method for the prediction of artery stenosis via input impedance and support vector machine. Biomedical Engineering: Applications, Basis and Communications, 2014, 26(1): 7.

[43]Moreno-Torres J G, Saez J A, Herrera F. Study on the impact of partition-induced dataset shift on k-fold cross-validation. IEEE Transactions on Neural Networks and Learning Systems, 2012, 23(8): 1304-1312.

[44]John L R. Forward electrical transmission line model of the human arterial system. Medical & Biological Engineering & Computing, 2004, 42(3): 312-321.

[45]Weissler A M, Harris W S, Schoenfeld C D. Systolic time intervals in heart failure in man. Circulation, 1968, 37(2): 149-159.

[46]Chiu Y C, Arand P W, Shroff S G, et al. Determination of pulse wave velocities with computerized algorithms. American Heart Journal, 1991, 121(5): 1460-1470.

[47]Westerhof N, Noordergraaf A. Arterial viscoelasticity: a generalized model: effect on input impedance and wave travel in the systematic tree. Jouranl of Biomechanics, 1970, 3(3): 357-379.

[48]Miller C E, Vanni M A, Keller B B. Characterization of passive embryonic myocardium by quasi-linear viscoelasticity theory. Journal of Biomechanics, 1997, 30(9): 985-988.

[49]Abramowitch S D, Woo S L Y. An improved method to analyze the stress relaxation of ligaments following a finite ramp time

based on the quasi-linear viscoelastic theory. Journal of Biomechanical Engineering, 2004, 126(1): 92-97.

[50]Lynch H A, Johannessen W, Wu J P, et al. Effect of fiber orientation and strain rate on the nonlinear uniaxial tensile material properties of tendon. Journal of Biomechanical Engineering, 2003, 125(5): 726-731.

[51]Pérez Zerpa J M, Canelas A, Sensale B, et al. Modeling the arterial wall mechanics using a novel high-order viscoelastic fractional element. Applied Mathematical Modelling, 2015, 39(16): 4767-4780.

[52]Perdikaris P, Karniadakis G E. Fractional-order viscoelasticity in one-dimensional blood flow models. Annals of Biomedical Engineering, 2014, 42(5): 1012-1023.

[53]Craiem D O, Rojo F J, Atienza Riera J M, et al. Fractional calculus applied to model arterial viscoelasticity. Latin American Applied Research, 2008, 38(2): 141-145.

[54]Nichols W W, O'Rourke M F, Vlachopoulos C. McDonald's Blood Flow in Arteries: Theoretical, Experimental and Clinical Principles. 6th Edition. London: Hodder Arnold, 2011.

[55]Bergel D H. The dynamic elastic properties of the arterial wall. The Journal of Physiology, 1961, 156(3): 458-469.

[56]Learoyd B M, Taylor M G. Alterations with age in the viscoelastic properties of human arterial walls. Circulation Research, 1966, 18(3): 278-292.

[57]Chen C H, Nevo E, Fetics B, et al. Estimation of central aortic pressure waveform by mathematical transformation of radial tonometry pressure. Validation of generalized transfer function. Circulation, 1997, 95(7): 1827-1836.

[58]Segers P, Carlier S, Pasquet A, et al. Individualizing the aorto-radial pressure transfer function: feasibility of a model-based approach. American Journal of Physiology: Heart and Circulatory Physiology, 2000, 279(2): H542-H549.

[59]Reusz G S, Cseprekal O, Temmar M, et al. Reference values of pulse wave velocity in healthy children and teenagers. Hypertension, 2010, 56(2): 217-224.

[60]Nürnberger J, Opazo Saez A, Dammer S, et al. Left ventricular ejection time: a potential determinant of pulse wave velocity in young, healthy males. Journal of Hypertension, 2003, 21(11): 2125-2132.

[61]Salvi P, Palombo C, Salvi G M, et al. Left ventricular ejection time, not heart rate, is an independent correlate of aortic pulse wave velocity. Journal of Applied Physiology, 2013, 115(11): 1610-1617.

[62]Townsend R R, Rosendorff C, Nichols W W, et al. American Society of Hypertension position paper: central blood pressure waveforms in health and disease. Journal of the American Society of Hypertension, 2016, 10(1): 22-33.

[63]Avolio A, Butlin M. Reflections on systolic and diastolic augmentation. Journal of Hypertension, 2013, 31(1): 32-34.

[64]Avolio A, Butlin M, Tan I. Importance of pressure pulse amplification in the association of resting heart rate and arterial stiffness. Hypertension, 2013, 62(6): e46.

[65]O'Rourke M F, Hayward C S. Arterial stiffness, gender and heart rate. Journal of Hypertension, 2003, 21(3): 487-490.

[66]Namasivayam M, Adji A, O'Rourke M F. Evaluating the hemodynamic basis of age-related central blood pressure change using aortic flow triangulation. American Journal of Hypertension, 2016, 29(2): 178-184.

[67]Sharman J E, Davies J E, Jenkins C, et al. Augmentation index, left ventricular contractility, and wave reflection. Hypertension, 2009, 54(5): 1099-1105.

[68]Segers P, Rietzschel E R, De Buyzere M L, et al. Assessment of pressure wave reflection: getting the timing right! Physiological Measurement, 2007, 28(9): 1045-1056.

[69]Westerhof B E, Guelen I, Westerhof N, et al. Quantification of wave reflection in the human aorta from pressure alone: a proof of principle. Hypertension, 2006, 48(4): 595-601.

[70]Zamani P, Jacobs D R, Segers P, et al. Reflection magnitude as a predictor of mortality: the multi-ethnic study of atherosclerosis. Hypertension, 2014, 64(5): 958-964.

[71]Manisty C, Mayet J, Tapp R J, et al. Wave reflection predicts cardiovascular events in hypertensive individuals independent of blood pressure and other cardiovascular risk factors: an ASCOT (Anglo-Scandinavian Cardiac Outcome Trial) substudy. Journal of the American College of Cardiology, 2010, 56(1): 24-30.

[72]Wilkinson I B, MacCallum H, Flint L, et al. The influence of heart rate on augmentation index and central arterial pressure in humans. The Journal of Physiology, 2000, 525(1): 263-270.

[73]Williams B, Lacy P S. Impact of heart rate on central aortic pressures and hemodynamics: analysis from the CAFE (Conduit Artery Function Evaluation) study: CAFE-Heart Rate. Journal of the American College of Cardiology, 2009, 54(8): 705-713.

[74]Janner J H, Godtfredsen N S, Ladelund S, et al. Aortic augmentation index: reference values in a large unselected population by means of the sphygmocor device. American Journal of Hypertension, 2010, 23(2): 180-185.

[75]Tan I, Kiat H, Barin E, et al. Effects of pacing modality on noninvasive assessment of heart rate dependency of indices of large artery function. Journal of Applied Physiology, 2016, 121(3): 771-780.

[76]Albaladejo P, Copie X, Boutouyrie P, et al. Heart rate, arterial stiffness, and wave reflections in paced patients. Hypertension, 2001, 38(4): 949-952.

[77]Logan J G, Kim S S. Resting heart rate and aortic stiffness in normotensive adults. Korean Circulation Journal, 2016, 46(6): 834-840.

[78]Wilkinson I B, Mohammad N H, Tyrrell S, et al. Heart rate dependency of pulse pressure amplification and arterial stiffness. American Journal of Hypertension, 2002, 15(1): 24-30.

[79]Xiao H G, Tan I, Butlin M, et al. Arterial viscoelasticity: role in the dependency of pulse wave velocity on heart rate in conduit arteries. American Journal of Physiology: Heart and Circulatory Physiology, 2017, 312(6): H1185-H1194.

[80]Xiao H G, Butlin M, Tan I, et al. Effects of cardiac timing and peripheral resistance on measurement of pulse wave velocity for assessment of arterial stiffness. Scientific Reports, 2017, 7(1): 5990.

[81]Swillens A, Segers P. Assessment of arterial pressure wave reflection: methodological considerations. Artery Research, 2008, 2(4): 122-131.

[82]Stefanadis C, Dernellis J, Vavuranakis M, et al. Effects of ventricular pacing-induced tachycardia on aortic mechanics in man. Cardiovascular Research, 1998, 39(2): 506-514.

[83]Messerli F H, Rimoldi S F, Bangalore S, et al. When an increase in central systolic pressure overrides the benefits of heart rate lowering. Journal of the American College of Cardiology, 2016, 68(7): 754-762.

[84]Rimoldi S F, Messerli F H, Cerny D, et al. Selective heart rate reduction with ivabradine increases central blood pressure in stable coronary artery disease. Hypertension, 2016, 67(6): 1205-1210.

致　谢

在此特别感谢重庆理工大学和东北大学对本书出版的支持。

本书的出版受以下国家自然科学基金项目的支持：基于个体化心血管系统耦合模型的中心动脉压形成机制与无创检测研究(61501070)；基于多模态数据与多耦合模型的肺动脉高压无创检测关键技术研究(61773110)；基于弹性管非线性模型盲辨识的中心动脉波无创动态重建研究(61374015)。这些项目的支持使得本书能够顺利出版，在此一并致谢。